透析を止めた日

Keiko Horikawa

堀川惠子

講談社

透析を止めた日

序章

夫と人生を歩むと決めた日から、私はどこか脅えていた。そう遠くない将来、この人を喪《うしな》うときがくるかもしれない――。

私たちが出会ったとき、彼は血液透析（以下、透析）を始めて8年が過ぎていた。彼と結婚するとき、反対する人たちから忠告された言葉がある。「透析十年」――。透析患者は10年ももたない、という意味だが、もちろん事実ではない。ただ透析患者が、いくつかの理由から常に死の恐怖と隣り合わせであることは否定できない事実である。

透析とは、腎臓の機能が著しく低下したり廃絶した患者の体から、過剰な水分や毒素などの老廃物を取り除いて、血液を浄化する治療だ。

透析のおかげで、多くの腎不全患者が命を長らえることができるようになった。透析がなければ夫も、私と出会うはるか前に亡くなっていただろう。だから私は透析という医療に感謝している。同時に家族の立場から、透析がいかに厳しい治療かという現実も知った。慢性の経過で壊れた腎臓は、再生しない。だから腎臓移植をしない限り、透析は一生続く。透析を止めてしまえば、数日から数週間で死に至る。これが恐怖でなくてなんであろう。

夫は、間断なく襲う体調不良と闘いながら、過酷なテレビ制作の現場に立ち続けた。私の人生で、彼ほど自分に厳しく、孤独で繊細で、底なしの優しさをあわせ持つ人はいなかった。12年にわたる透析、腎臓移植をして透析の鎖から解き放たれた9年、そして再び透析に戻った1年余――。病との闘いのような人生だった。

一日でも長く健やかに生きてほしい、そう願いながら、この人の最期は私が看取るのだと覚悟をしていた。夫が最後の入院をして亡くなるまでの数ヵ月、急速に衰えていく彼の食事の介助も、口腔《こうくう》ケアも、排泄の世話も、褥瘡《じょくそう》対策も、全身のマッサージも、できることはやったと思う。24時間、片刻もそばを離れることはなかった。

しかし本書を書き始めるにあたり、私は正直に告白せねばならないだろう。

私たちは確かに必死に生きた。しかし、どう死ねばよいのか、それが分からなかった。夫の全身状態が悪化し、命綱であった透析を維持することができなくなり始めたとき、どう対処すればいいのか途方に暮れた。医師に問うても、答えは返ってこない。私たちには、どんな苦痛を伴おうとも、たとえ本人の意識がなくなろうとも、とことん透析をまわし続ける道しか示されなかった。そして60歳と3ヵ月、人生最後の数日に人生最大の苦しみを味わうことになった。それは、本当に避けられぬ苦痛だったたか、今も少なからぬ疑問を抱いている。

私たちが終末期の現場で直面した困惑と苦痛は、個人の努力不足だけで起きたわけではなかった。人間として未熟ではあったが、死への準備や覚悟が、ことさら足りなかったわけでもないと思う。そこには明らかに、透析をめぐる医療システムの問題があった。

現在、日本では約35万人が透析を受けている。人口比では台湾、韓国に次いで世界3位、まぎれもない透析大国である。

透析医療は、入り口は間口が広い。透析を始めることを決断しさえすれば、そこからは透析に必要なシャント手術を経て透析導入へと、動く歩道で運ばれるがごとく進んでいく。都市部には電車が停まる駅ごとに透析クリニック（維持透析施設）があり、どこでも歓迎してくれる。日本の透析医療の水準は高く、清潔で安全に治療を受けることができる。患者には手厚い医療制度が用意され、福祉制度の面でも優遇されている。

透析の医療費の総額は年間約1兆6000億円、日本の全医療費の約4％を占める。つまり透析という巨大な医療ビジネス市場が形成されている。医療機器メーカー、製薬会社、そして透析施設に融資を行う銀行にまで莫大な利益をもたらし、「透析患者が10人いれば、数年でビルが建つ」とも揶揄《やゆ》されてきた。

一方で、そのビジネス市場から外れる「透析を止める」という選択肢の先には、まともな出口が用意されていない。

体調が悪化し、座位を保てなくなって通院ができなくなると、患者は頼みの綱だった透析クリニックから切り離される。透析という医療の専門性から、在宅医療とつながる機会も少ない。ほとんどの患者は透析を続けるための「社会的入院」を余儀なくされる。

血管も心臓も確実に劣化は進む。永遠に透析を続けることは不可能だ。誰にだって「透析上の寿命」は訪れる。それなのに、患者を死に向かって軟着陸させる体制がない。意識を失っても、寝たきりになっても、認知症を患おうとも、生物学的な死が訪れる瞬間まで延々と「透析を受けさせてくれる」特殊な病院に〝永遠の入院〟をする人もいる。その光景は、人間の尊厳とはほど遠いものだ。

透析の入り口が片道4車線の高速道路だとすれば、出口は歩くことすら難しい畦道《あぜみち》だ。生涯、続けなくてはならない医療がゆえに、終末期の問題は避けて通れないはず。それにも拘《かか》わらず、患者の最期を支える環境がないという現実が、そこにはあった。

透析の中止によって引き起こされる症状は、尿毒症をはじめ多岐にわたる。体内の水分を除去できないことによってもたらされる苦痛は、「溺れるような苦しみ」とも言われ、筆舌に尽くしがたい。突然死でない限り、透析患者の死は酷い苦しみを伴う。当然、緩和ケアの必要性が問われるところだ。

しかし、日本の緩和ケアの対象は保険診療上、「がん患者」に限定されている。死が目前に差し迫る透析患者であっても、ホスピスに入ることもできない。患者も、家族も、緩和ケアの現場から見放されている。WHO（世界保健機関）は、病の種類を問わず、終末期のあらゆる患者に緩和ケアを受ける権利を説いているが、日本ではそうなっていない。世界的に見ても、異例の状態が続いている。

「がんで死ねるのは幸せだ」

日本の緩和ケアの現状を皮肉って、こんな本末転倒な言い回しがされることがある。ならば、「腎不全で死ぬのは不幸だ」ということになるだろうか。

透析大国と呼ばれるこの国で、声なき透析患者たちが苦しみに満ちた最期を迎え、家族が悲嘆にくれている。多くの関係者がその現実を知りながら、透析患者の死をタブー視し、長く沈黙に堕してきた。

なぜ、膨大に存在するはずの透析患者の終末期のデータが、死の臨床に生かされていないのか。なぜ、矛盾だらけの医療制度を誰も変えようとしないのか。医療とは、いったい誰のためのものなのか。

これまで私は、ノンフィクションの書き手は社会の黒子であるべきだと考えてきた。今こうして自分の体験を素材にして綴ることにも、大切な夫の苦しみを公にすることにも正直、躊躇《ちゅうちょ》している。

透析をいつ止めるのか、その後をどう看取ればいいのか――。私は当時、透析患者の終末期について必死に情報を探し求めた。しかし関連書籍は一冊も見当たらなかった。新聞や雑誌の記事にも何も出てこない。同じ環境に置かれた患者のブログやツイートも、必ず途中で消える。発信者が亡くなってしまうからだ。信じがたいことに、真に必要な情報は何ひとつ得ることが叶わなかった。情報収集を日常業務とする私でもそうならば、一般の透析患者や家族の置かれた環境は想像にかたくない。

長期透析の果てに死へと向かう患者や家族は、一日一日を必死に生き抜いている。重い決断を迫られ、孤立もしている。そんな人たちが必要とする本がこの世に存在しないのであれば、過酷な現実を提示することになっても、誰かが書かねばならない。そう自分を鼓舞し、遠ざけてきた記録と記憶をひも解くことにした。

本書は透析患者の、ことに終末期に生じる問題について、患者の家族の立場から思索を深め、国の医療政策に小さな一石を投じようとするものである。

本書の前半は極めて個人的な話になるが、私たちの透析をめぐる道のりを辿りたい。そこに記す血液検査の数値や飲水量、尿量などのデータは、夫が健やかに生きるための大切な羅針盤だった。さらに終末期の透析医療の現実については、私が夫のそばでリアルタイムで綴った記録と病院のカルテとを突き合わせながら詳《つまび》らかにする。これから透析をする可能性のある人、すでに透析を受けている人、腎臓移植をした人、透析を終える時期が見えてきた人、その家族や関係者に、ひとつの事例として参考にしてもらえたらと願う。

そして本書の後半では私たちの体験を踏み台に、終末期の透析患者をめぐる諸問題について重ねた取材をもって、今後のあるべき医療のかたちを展望したい。

目次

装幀　岡　孝治
帯写真　ＭＡＬ

第一部

第1章

長期透析患者の苦悩

左腕のコブ

「俺の左腕は、こんなことになってるんだ」

のちに私の夫となる人が、自宅のソファに腰かけて切り出したのは、はるか遠い夏の日。目黒通りを往来するエンジン音も途絶えかけた、夜更けのことだった。

洗いさらした水色のピンストライプのシャツ。その左袖をたくしあげると、逞《たくま》しい腕の肘から手首の内側にかけて、いくつも「コブ」が並んでいた。腕の血管に沿うように、直径2～3センチの大小のコブが、ポコポコと山脈のように連なっている。初めて目にする異様なさまに、私はウッと胸を突かれた。

私たちの関係が、単なる仕事仲間からもう一歩先へと踏み出そうとしていたころ、彼が透析をしていることには薄々、気がついていた。急ぎの用があっても、週に3回、午前中、必ず連絡が取れなくなるからだ。

その日、彼が私に見せたのは、透析患者の腕に造られる「シャント」だった。

「シャントっていうのは、静脈と動脈を手術でつないだ人工の血管なんだ。透析をするとき、このシャントの2ヵ所に太い針を刺して、一方から血を外に取り出す。そして老廃物を除去した新しい血をもう一方から体に戻す。つまり血液を入れ替えるんだ。ずっと透析をやってるうちに皮膚が盛り上がってきてさ、こんなコブになっちまった」

真夏のどんな暑いときでも、彼がいつも長袖を着ていたこと、そして左腕だけは必ず袖を手首まで下ろしていた理由がようやく分かった。

「こんな腕、人には見せられんからな」

自嘲するような口調で続ける。

「こっちの上側のシャントは生きているけど、下のほうのシャントは血管がつぶれちまって閉塞してる。だからもう使えない」

つまり彼の左腕には、新旧2つのシャントが並んでいた。

透析を始めて約9年。左の前腕に並ぶコブの山脈は、病との闘いの軌跡でもあった。そんな自分の体を私に「晒《さら》す」決意をするまで、彼はどれだけ悩んだだろう。そのまま黙っていることに耐えきれず、「さわってみてもいい？」と返したとき、私はもう彼の隣に腰を下ろしていた。

剣道で鍛えあげた太い腕に、恐る恐る手を当ててみる。コブは意外にフワッとしていた。絹豆腐よりは硬いが、コンニャクよりはやわらかな、繊細な肉の塊――。

シャントの上にできる、このコブは「シャント瘤《りゅう》」と呼ばれ、動脈と静脈をつなぎ合わせた吻《ふん》合部《ごうぶ》や、透析針を刺し続けた場所にできることがある。血管が狭くなった部位の血流が上がり、血管が異常に膨らんだ状態だが、痛みなどがない限り、経過を観察することが多い。

閉塞したほうのシャントに、そっと手のひらを当ててみた。ひんやり冷たい。対照的に現役のシャントのほうは、熱を帯びている。皮膚の下を、血液がものすごい勢いで流れていく。「ザザザ――ッ」と、沢を下る急流を思わせるような感触で、それそのものが命の塊のように思えた。

一般に健康な人は、肘より先の動脈の毎分の血流量は平均100㎖という。シャントは、500～1000㎖の激しい血流を人工的に作りだす。安定的に透析を行うには、透析の「入り口と出口」にあたる、このシャントの血流を維持することが大切で、透析患者にとってシャントは、文字通り「命綱」だ。彼がいつも長袖を着ていたのはコブの見た目を隠すだけでなく、このやわらかなシャントが傷つくのを守るためでもあった。

透析という医療について説明をし終えると、彼は再び左腕をシャツに収めた。そして、剣士が勝負のときに面金《めんがね》の奥から放つ、射るような鋭い眼差しで私に問うた。

「俺で、いいんだな？」


夫の名前は、林新《はやしあらた》。東京・渋谷のＮＨＫ放送センターに勤めるプロデューサーだ。私と同じ酉年、ちょうど一回り上で、40代後半に差し掛かっていた。

２００４年の暮れ、私は広島のテレビ局を辞めて上京し、フリーのディレクターとなった。最初に書いた番組企画書が「ヒロシマ・戦禍の恋文　～女優森下彰子の被爆」。原爆投下から60年の節目の年に、ＮＨＫに提案したものだ。窓口に出てきた気難しそうな顔をしたプロデューサーが林、という因縁である。

私たちの人生の中心にあったテレビドキュメンタリーの仕事について、かなり長い説明が必要となることをまず断っておきたい。医療情報を知りたい読者にはまどろっこしくて申し訳ないが、私たちの人生において仕事と病とは切り離すことができない。あらゆる決断を下すとき、それらは常に分かちがたく絡み合っていた。

実は、私は広島にいたころから、林には何度か会っている。私がディレクターを務めた番組がテレビ界の賞を授かるたび、東京で開催される授賞式に呼ばれるのだが、だいたい1等賞はNHK。次点が私の担当作品で、NHKを代表して出席する林とは何度か席が隣りあった。いつも仏頂面で、「怖そうな人だな」と思った。

不思議な縁で、私がNHKに提出した企画が採用され、その「怖そうな人」と番組をともにすることになった。互いに別の番組制作を通して付き合いのあった吉永小百合さんのマネージャーには、「まさか東の林と、西の堀川が一緒に番組を作るなんて」と驚かれたものだ。

当時、私が専属契約を結んでいた制作会社の幹部たちは、「林さんがプロデューサーなら、番組は成功したも同然だ」と絶賛したり、「林さんは先が見えすぎて、凡人には理解できない」などと敬遠したりする人もいた。それを聞いた私は、簡単に主導権を渡してなるものかと緊張したことを覚えている。

テレビ制作の仕事は、集団作業だ。取材、撮影、編集といったプロセスすべてに膨大な時間を要する。泊まり込みも日常茶飯事で、ある一定期間、人生をともにするといっても過言ではない。このシーンをどこから撮るか、次のカットをどうつなぐか、些細な議論にも相手の人間性の奥行きがマルッと見えることがある。

結論からいえば、私はこのときの番組制作を通して、広島時代の仇敵だった林にディレクターとして心酔するようになった。夫婦になるのは何年か先のことだが、私が彼の仕事に深い信頼を抱いた瞬間は、今でもはっきり覚えている。

それは薄暗い編集室でのことだ。石澤典夫アナウンサーのナレーションを収録し終えて、数時間後には番組が完成するという大詰めのタイミング。高揚するスタッフたちとは対照的に、ディレクター席の後ろに構える林は終始、不機嫌だった。

私と目があうと、腕組みをしたまま詰問してきた。

「堀川さん、最後のカット、ずっと撮り直せと言ってるだろ。なぜ直さない？」

私は「きたな」と身構えた。

そのカットは、夫婦の写真を撮影したものだった。原爆で亡くなる主人公の女優と、戦後ひとり生き残る彼女の夫。関係者の遺品から発見された貴重なツーショットである。

私は写真の撮影に趣向を凝らしていた。透明な水槽の下に写真を置き、照明をあてて水を波立たせ、水面側から撮影。遠い日の夫婦の記憶が光の中にゆらゆらと浮かびあがるような仕上がりで、編集者も絶賛してくれた。

しかし。この「渾身」のカットを、林は最初から唾棄《だき》するように嫌がった。

「こんな小細工なんかせず、普通に真正面から撮れよ」

番組制作における林プロデューサーの指摘は常に的を射ており、納得して従ってきた。だが、ここだけは譲れない。私は、指示をずっと無視した。最終日になればあきらめるだろうと思っていたのに、彼も頑《かたく》なだった。

「このカットを差し替えるつもりはありませんので」

私はここで議論を終わらせようと、林の前に仁王立ちになり、あえて強い口調で突っぱねた。するとと彼も、例の〝剣士の眼〟でこちらを睨みつけてきた。

「亡くなった二人に失礼だろう」

この人はいったい、何を言っているのか。冷静な口調の、その真意がまったく理解できず、私は我慢して次の説明を待った。

「俺たちはな、彼らの許可もなく死者の手紙を公開して、プライベートな話まで公に晒して番組を作ってるんだ。最後くらい小細工せず、真正面から二人を撮れよ。ズームも要らない。俺は、正面から、ちゃんと二人を見たいんだ」

林は、どう番組を完成させるか、ということではなく、どう死者たちに向き合うか、という次元でものを考えていた。

理論構成や編集技術が優れているプロデューサーはたくさんいる。これまで敏腕と呼ばれる人たちとも仕事をしてきた。しかし、こんな風に人間のこころの内側に向かって思考の錘《おもり》を沈める人はいなかった。

この番組のあとも、林とともに新しい企画を考えたり番組を作ったりしたが、その都度、社会で弱い立場に置かれている人たちへの眼差し、亡き人を静かに悼む真摯な気持ち、そんな少し時代遅れにすら思える無骨な姿勢は一貫していた。

番組には、制作者の生き方が投影される。泣いたり、怒ったり、誰かを傷つけたり傷つけられたり、後悔したりといった、人生のマイナスの経験にどれだけ真剣に向き合って生きてきたかで思考の深さは変わる。自ら傷ついてこそ、他者の痛みをリアルに想像できる。命に限りがあると感じるからこそ、真に大切なことを見極めようとする。林の思考が、透析という闘病生活と無関係であるはずがないと思った。

この尊敬すべきプロデューサーと病とは、セットだ。そうであるならば、この人とともに歩む道を選ぶ以上、いいとこどりをすることはできない。

左腕のシャントを私に見せてくれたあの夏の夜、林は、「俺で、いいんだな?」と私に問うた。私は、彼があの写真の撮り方にこだわる理由を聴いた瞬間に、もう答えを見つけていたように思う。私にとって、彼でなければ、ならなかった。

あなたとともに病とも一緒に生きるつもりだ、と私が大真面目に答えると、彼は複雑な表情を浮かべていた。

それから数日後、林はもうひとつ、私に見てほしいものがあると言いだした。

週末の午後、彼のマンションで古いビデオを見せられた。黒澤明監督の「椿三十郎」。なんでも彼は１００回近く観ていて、台詞もすべて暗記しているという入れ込みよう。紹介するまでもない不朽の名作だが、私は戸惑った。

——なぜここで椿三十郎⁉

今さら黒澤カットの構造美について議論しようとでもいうのか。怪訝《けげん》に思いながら、いちおう彼の諮問《しもん》に応えられるよう、ディレクター目線で数パターンの回答を用意しながら注意深く全編を観察した。

ビデオが終わって私が身構えると、林は照れくさそうに言った。

「俺はな、武骨な椿三十郎を人生の手本として生きてきた。今観てもらったように、椿三十郎は女には優しくできん。そういうことはやろうと思ってもできないから、心しておいてくれ」

口調までどこか椿三十郎に似ていて、私は思わず噴き出しそうになるのを必死でこらえた。

剣道一筋、寄らば斬るぞといわんばかりの厳しさと強さ、そして、永遠のいたずらっ子のような無邪気さを同居させる人だった。

仕事と透析

透析という医療は、私が想像していたよりも遥かに過酷なものだった。

それまでの私は、仕事一色の生活を送っていた。複数の大型番組を抱えて海外ロケが続き、林も、ひと月に十数本の番組を担当して透析もしている。少しでも時間をともに過ごすには、一緒に暮らすしかなかった。そうして私は、林の壮絶な生活を目の当たりにすることになった。

透析患者は週に3回、クリニック（透析施設）に通わなくてはならない。彼の場合は「火・木・土」だ。勤め人の場合、3回のうち1回を、平日ではない土曜に透析できれば仕事への影響を減らせるから、クリニックは「月・水・金」より「火・木・土」の午前がよく混み合った。

詳しくは後述するが、透析とは、体中の血液を入れ替える治療だ。一般的に1回の透析で血液を浄化するには4時間かかる。透析前後の着替え、穿刺《せんし》（シャントに針を刺して透析できる状態にすること）、透析後の止血までの処置をあわせると、クリニックでは毎回4時間半強を過ごすことになる。

当時、林は残業200時間に迫る生活を送っていた。仕事の時間を捻出するには、透析は早朝か深夜に行うしかない。幸い、会社に近い渋谷エリアに午前6時から透析を始められるクリニックが一軒だけあった。ここなら午前11時前にはすべての処置を終え、着替えも済ませて会社に向かうことができる。昼前の出社は、テレビ局では通常の勤務スタイルだ。

週に3回、林とともに午前5時すぎに起きた。

朝食はとらず、着替えだけ済ませ、目をこすりながら家を出る。私の運転する車で、クリニックまで20分足らず。彼は最初、「ひとりで行くよ」と遠慮していたが、自分だけぬくぬくとベッドで寝ている気にはなれない。私はよく早朝に坐禅をしていたので、早起きなど苦にならないだろうと軽く考えていた。

東京の真冬の午前5時すぎは、真っ暗闇で底冷えも厳しい。これに雪や雨でも降ってくれば、気分はいっそう滅入る。同じ午前5時でも、夏になると景色は一変。東の空には日が昇り、辺りはあっけらかんとした明るさだ。冬でも夏でも、暗かろうが明るかろうが、とにかく命をつなぐためにクリニックに通う。坐禅は、自分がやりたいからやる。しんどかったら、やらなくてもいい。透析は、やらなければ、死ぬ——。そのプレッシャーたるや坐禅と比することのできるようなものではなかった。

一回り年下の私でも体力的に楽ではないのに、林はこの過酷なルーティンを、それが当然といわんばかり不平不満も言わず黙々とこなしていた。

番組制作が終盤に差し掛かると、連日のように徹夜が続く。編集室で夜明けまで作業をして、その足で透析クリニックへ向かう。4時間の透析が終われば、また昼から出社して作業の続きをする。生活に、人生に、一片の隙間もない。

振り返れば私と最初の番組をつくったときも、午前3時ころ、赤坂の編集室にフラッと姿を現し、編集の様子を覗いた後、「ちょっと寝させてくれ」といってソファに横になり、また明け方に起き出してどこかへ消えることがあった。大した指示もしないのに、なぜわざわざ赤坂まで、と不思議に思ったが、あれは透析クリニックが開くまでの間、自宅に帰らずに過ごすためだったのだろう。ほとんど無茶だ。まるで体に鞭を入れて走り続けているようなものだ。

しかし、林の姿は己に少しの緩みも許さぬような感じで、どこか気迫に満ちていた。いつ死んでも悔いはないようにと、全力で疾走するかのような人生。中途半端な介入は許されないと思い、私はとにかく必死で伴走した。

透析と水分コントロール

一緒に暮らすようになって驚いたことの一つは、透析患者の水分制限の厳しさだ。ほとんどの透析患者は、尿が出ない。だから透析では「老廃物」や「毒素」を取り除くのと同時に、排尿できない「水分」も除去せねばならない。

患者はそれぞれ、水分を引ききった状態の基本体重「ドライウェイト」を設定する。毎回の透析で、ドライウェイトから増えた水分量を引き、透析終了後には必ずドライウェイトに戻す。体重の増加量の目安は、全体重の6％以内。林はドライウェイトが63kg前後だったので、増加は3kg少々に抑えるのが目安だった。

透析を終えてドライウェイトに戻った身体は、いわば最大限に水分を抜いた、もっとも干からびた状態といえる。彼が透析を終える午前11時過ぎにクリニックに迎えに行くと、体がひとまわり小さくなったように感じたものだ。頭から首、肩にかけてのラインが痛々しいほど細く浮き上がり、骨格まで見てとれるようだった。

「火・木・土」の透析のうち、中1日の木・土はともかく、中2日になる火曜日は、水分の増加量がどうしても多くなる。

除水量が増えると、透析は辛い。時間あたりの除水量が増えることで、筋組織への血流量が減り、足がつる。低血圧も引き起こす。血圧が下がりすぎると、安定して透析器を稼働させることができなくなる。

透析中の低血圧は怖い。命を失う恐れもある。透析中は常に血圧測定器のカフを腕に巻いて、定期的に血圧を測定するので、血圧が危険水域に下がったらブザーが鳴るなど安全対策がとられている。それでもベッドの上で意識を失ったまま長く気づかれず、死に至ったりするケースも稀にある。実際、林は透析中に、救急車で大病院に運ばれた患者を何度か見たことがあると話していた。

若い患者や、透析が始まって間もない患者は、少々、多めに水分を引いても平気だ。しかし透析期間が長くなると、血管などが傷み、体に堪える。だから無理をして一度に引こうとせず、残った分を次回の透析に宿題として持ちこす。それが段々と積みあがっていけば、体はむくんで胸にまで水がたまり、呼吸困難を引き起こす。

そういうわけで透析患者は、平素から水分摂取を控えることが大事になる。林も1日500㎖の制限があった。水、酒、お茶、コーヒーなど、すべてあわせてペットボトル1本分というのは、かなり厳しい自制を要する。たったマグカップ1杯でも、すぐ200㎖を超える。何を飲むにも、チビチビと喉を潤す程度に抑える感じだ。

日常生活でイベントがあると、水分制限は特に大変になる。たとえば番組の打ち上げ。ビールやお酒をどのくらい飲むかを逆算し、朝からずっと水分を我慢して過ごす。しかし宴席で盛り上がると、つい手が伸びる。すると真夜中、胸が苦しくなって目が覚める。林は横になっていると水が胸に上がってくるので、座って寝ていたこともある。

飲みたいのに、飲めない、その渇望感はそうとうなものだ。

「1日たった500㎖しか飲めないんなら、いっそ全部をアルコールにしたい」

冗談交じりに言う無茶も、どこか切なく響いた。

夏場だけは汗をかくので、少し多めに水分を取ることができた。

林は毎週末、会社の仲間とテニスをしていた。一番の目的は、運動することではなく、汗をかくこと。運動量の多いテニスは、夏場の炎天下に2時間ほどプレイすれば、1~2ℓもの汗をかくことができる。プレイ終了後、更衣室の体重計でどのくらい体重が減ったか（汗をかいたか）を計り、減った分だけビールをグビーッと一気にあおる。その快感は何ものにも代えがたい、と恍惚として語っていた。身体に良いわけがないのだが、平素の我慢を考えると止めるのもしのびなかった。

水分摂取の計算外とされる食べ物も、カレーやスープ、味噌汁など水分の多いものは体重を増やす。特に中2日となる週末は、重量のある食事は危険。身体に水分を呼び込む塩分の摂取も、1日6g以内が理想だが、これもまた管理が大変だった。

たとえば、スーパーの店先に並ぶお惣菜。ラベルに小さく記された塩分相当量など、これまで気にしたこともなかったが、よく見ると手のひらサイズのおかずに2~3gの食塩が入っていることはザラで、それだけで1食分に相当する塩分だ。ラーメンなど最初から危険と分かっている食品ならまだしも、「おふくろの味」を演出するお惣菜が暴力的ともいえる塩分を含んでいるのには閉口した。だから安易に惣菜に手を出すのは控えた。

透析に立ちあう

林が透析をする現場に、私自身も立ちあわねばならないと思い始めたのは、ともに暮らすようになって２～３週間たったころのことだ。

覚悟を決めるまで少しの時間を要したのは、情けないことに私は注射が何よりも怖いから。小中学校で行われた集団接種はことごとく脱走し、これまで予防接種はほとんど受けたことがない。今でも健康診断の血液検査の前日は緊張して寝つきが悪いほどだ。

ともあれその日の朝、透析クリニックの近くの駐車場に車を置いて、一緒にクリニックに入った。シングルベッドの横に小さな椅子を借りて４時間、一部始終を観察した。

とにかく仰天したのは、針の太さ……。事前に聞いてはいたが、畳針のようだった。一般の採血用の針が22ゲージ（０・７㎜）に対して、透析用の針の太さは17～15ゲージ（１・４～１・８㎜）、採血用の２倍以上。しかも、長さは平均38㎜もある。

健康診断の採血のとき、看護師がよく「チクッとしますよ」と言うけれど、透析の場合は「チクッ」では済まない。シャントの脱血側と返血側２ヵ所それぞれにしっかり、グサリと奥深くまで刺し込まなければ、途中で針が抜けて大出血でもしたら大変だ。この穿刺の痛みで透析ができなくなる人もいるというのも頷ける（最近は穿刺をする箇所に事前に麻酔テープを貼るなど、患者の痛みへの配慮は進んでいる）。

血液検査と同様、穿刺が上手な看護師や技士（医療機器を扱う臨床工学技士）もいれば、苦手な人もいる。抜針のときも、患者に負担をかけぬよう角度を考えて丁寧に抜く人と、業務に追われてサッと自分本位に抜く人とでは痛みがまったく違うらしい。透析室で毎回4時間、常に定位置から定点観測をさせられているに等しい透析患者は、クリニックの担当者の性格から技量までよく知っている。林も、下手な人が自分の担当に当たると、その日は透析の間、抜針の痛みを想像して憂鬱になるとこぼしていた。

さて穿刺が終わり、準備が整うと、透析器本体のスタートボタンが押される。それぞれの患者にあわせて設定した血流の速度で、血液ポンプという部品がクルクル回り始める。シャントの脱血側に刺したカテーテル（細い管状の医療器具）から、古い血液がどんどん吸い上げられ、半透明のカテーテルが真っ赤に染まっていく。

透析器本体に達した血液は、ダイアライザー（人工腎臓）とよばれる筒状の「ろ過装置」にジワジワと沁み込み、老廃物や水分が取り除かれ、浄化されたあと、シャントの返血側から体に戻される。「透析をまわす」という表現は、透析器の血液ポンプがクルクルと回転する様を言葉にしたものなのかもしれない。私は全身の血液が透析器を通してグルグルと循環する透析の一部始終をわが目で見て初めて、この医療がいかに大変なものかを実感した。

透析中の患者の姿が、テレビのニュースでたまに映ることがある。一見、彼らはベッドにただ寝ているだけのように見える。透析中は休めるから楽だろうと思ったら、それはまったく違う。身体の中では大変なことが起きている。

林の前腕のシャントに感じた、あのザザザーッという激しい血流の手触りを思い起こせば、あれだけ不自然な勢いで全身の血液を外に出して、また戻すという作業が、どれだけ心臓や血管に負担をかけるかは素人でも容易に想像がつく。４時間の透析は、フルマラソンを走るくらいの負担があると比喩的に言われるが、透析が長期に及ぶと、心臓が苦しくなったり、手足の末端や穿刺をしている部分に痛みが出たりする患者も少なくない。

心理的な圧迫も大きい。やわらかなシャントの両側に太い針を２本、奥深くまで突き刺されて、ほとんど身動きのできない状態で４時間じっと我慢。その間、寝がえりも打てず、トイレ休憩もない。

そんな辛く長い４時間の透析の間も、林は無為に過ごしたくないと、自由になる右手に本を持った。片手でページをめくるコツも覚え、重たい本でも器用に操っていた。

「俺は透析の時間を確保するために、どうしても仕事上、ハンディがある。それで透析の時間を、すべて本を読む作業に充てたんだ。読書量が飛躍的に増えて、仕事の幅も奥行きも広がった。君も、もっと本を読んだらいい」

どんなマイナスも必ずプラスに変えようとする人だった。

私は少しでも林の感覚を体験してみようと、自宅のソファで同じように左手を伸ばして４時間、横になろうとトライしたことが何度かある。玄関のチャイムを切り、携帯電話と飲み物をそばに置き、リラックスした状態でやってみたが、結局、一度も完遂できなかった。同じ姿勢を保って横になり続けることが、あれほど苦痛とは思わなかった。

私と同じような実験をした研究者がいる。岩手保健医療大学の三浦靖彦教授が２０２３年、日本透析医学会で発表されたものだ。

三浦教授は、透析患者の本音と、透析スタッフの声との間に乖離を感じ、３施設の20代から40代の透析スタッフ10人に血液透析を「疑似体験」してもらうパイロット研究を行った。もちろん穿刺はしないが、４時間ずっと利き腕と反対の前腕を固定し、血圧測定器を装着して定時に測定をしながら、自分が勤務する透析室のベッド上で過ごす。それも患者さんが透析をするのと同じ時間帯に一緒に行った。

体験後のアンケートでは、長時間の拘束や、他人の目に晒されることの苦痛、患者を安楽にさせることの重要性への気づきなどが寄せられた。そして３ヵ月後のアンケートでは、患者への声かけ頻度が増加し、体位変換の援助、会話時に目を合わせることなどケアが変わったとの回答が寄せられ、行動変容が確認されたという。

三浦教授は、看護の分野ではその内容が看護者のもつ共感レベルに大きく左右されることが多いとされるように、透析スタッフにおいても可能な限り疑似体験をすることが望ましいと研究の成果をまとめておられた。

初めて透析に立ちあって以降、仕事の都合のつくときは、なるべく透析に同席した。足がつりかけたとき、看護師の作業場を借りてレンジでホットタオルを作って足を温める。止血のとき、スタッフに代わって穿刺部を押さえて圧迫する（約10分の止血が必要）。手伝えることはたくさんあったし、なにより私がそばにいると林がうれしそうだった。

クリニックの側も（自分たちの仕事が減るせいか）快く一緒に居させてくれた。ベッドが近い人たちと軽い会話が飛び交って、雰囲気も明るくなったように思う。本を読む彼のそばで私もまた読書にふけり、資料や文献を読みこむ作業がぐんと進んだ。

しかし透析室を見渡してみると、家族がベッドに付き添っている人はほとんどいない。誰もが自分の生活で忙しいのだから当然かもしれない。ということは、かつての私がそうだったように、多くの透析患者の家族は、当人がクリニックでどんなことをしているか何も知らないということになる。

透析患者は普通に自分の足で歩いて家を出て、また普通に家に帰ってくる。通院する様子は、まるで通勤と同じ。見た目は自立していて、健康な人と何ひとつ変わらない。内臓疾患はどれも似たようなものかもしれないが、透析患者の場合、透析を止めれば死に至る。透析という医療は、見た目と現実の深刻さに、大きな隔たりがある。

林も透析を始めたころ、こんな出来事があったという。

当時、彼は両親と同居していた。透析の日の真冬の午前5時前、始発の電車に乗るため家を出ようとすると偶然、父親がトイレに起きてきて、真っ暗な廊下で鉢合わせた。

「お前、こんな朝早く、どこへ行くんだ！」

父親に本気で怒鳴られたという。

「こっちは生きるため必死に早起きして週に3度もクリニックに通っているというのにさ、親父たちはまったく別の世界にいるんだって、あのときは唖然としたよ」

義父は特別に冷たい人だったわけでも、忘れっぽい人だったわけでもない。自分が知らない世界のことには、誰だって想像が及びにくい。私自身もそうだった。

最近はコロナ禍もあって簡単ではないかもしれないが、透析患者を抱える家族の方には、ぜひ一度でもクリニックの様子を見てもらえたらと思う。透析患者は孤独だ。4時間ただベッドに横たわり、痛みに耐え、時間が過ぎるのを待つ。透析は腎臓の働きの一部を「代替」する治療で、腎臓を「治す」のではない。残念ながら透析を続けても、元気になるわけではない。このまま一生、機器に繋がれて生きるのか、自分はいつまで生きられるのか、そんな不安に苛まれている患者も多いと思う。

透析が一体どんなものなのか、身近な家族がほんの少しでも透析の時間を思いやってくれたら、それだけでも患者の孤独感は癒やされるのではないか。私は初めて知った透析医療の過酷さと、それでも不平ひとつ漏らさぬ林の様子を見ていて、透析患者が抱える最大の苦痛は、心の痛みだと思った。

カリウム・突然死の恐怖

「俺はさ、バナナをいっきに食べたら簡単に死ぬらしいよ」

林がそんな悪い冗談ともつかぬことを口にすることがあったが、まったくの冗談とも言えなかった。微妙な体内循環の調整を人工的に行わざるを得ない透析患者に「突然死」の恐怖がつきまとうのは事実だからだ。

透析のルーティンが「火・木・土」と決まっていて、毎回、同じ時間に同じベッドで透析をしていると、周りの患者さんたちと顔なじみになる。

ところが、ある日突然、いつものベッドから消える人がいる。指定席に、来るはずの人が来ない。透析をスキップすることはありえない。転院や転居なら事前に挨拶がある。こういう突然の不在は、だいたい「死」を意味した。だから誰も理由を聞かない。技士も看護師もふれようとしない。そのうち新しい患者がやってきてそのベッドを使い始め、何ごともなかったかのように日常が続く。私たちも渋谷のクリニックで、「○○さん、いなくなっちゃったね……」という会話を何度か交わした。

全身の血液を外に取り出し、再び体に戻す透析は、清潔な医療機器を使うとはいえ感染症のリスクが高い。また老廃物を取り除く際、免疫機能を保つグロブリンなどのタンパク質も一緒に除去してしまうので、免疫力も低下しがちだ。ちょっとした風邪から肺炎になったり、発熱したりして大事をとって入院したらそのまま亡くなった、という話もよく耳にした。

冒頭のバナナの話もそう。この時代の透析クリニックでは、週に1度、必ず血液検査を行っていた（現在は診療報酬が包括払いとなり、検査の頻度を減らしている施設が多い）。平素からとくに気を付けておかねばならない数値のひとつが、K（カリウム）だ。透析患者にとってバナナとは、カリウムを象徴する食べ物である。

カリウムは、人間の生存に欠かせぬミネラルだ。筋肉の収縮や神経の働きを適切に保ち、果物や野菜に多く含まれる。透析患者は尿が出ないので、必要以上のカリウムが体内に溜まる。それを透析でろ過するのだが、一度に引くことのできる量には限度がある。高カリウム血症になると、心筋の収縮に影響して心臓が止まることがあり、カリウム過多は透析患者の突然死の理由によく挙がる（逆に低カリウムでも問題が起きる）。

カリウムの基準値は3・5~5・0mmol/L、これが5台後半になると要注意、6台に突入すると危険水域。私と暮らす以前の林の血液検査を見ると、だいたい6台の前半をうろついている。アーガメイトゼリーというカリウム吸着剤が処方され、毎食後いつも不味そうに眉をしかめてスプーンですくって食べていたが、それでも高数値だった。

突然死など、まっぴらだ。私が林の透析にかかわるようになって最初に取り組んだのが、このカリウム対策だった。

ほうれん草、里芋、じゃがいも、タケノコなどカリウムを多く含む野菜は、必ず茹でこぼし、少しでも多くカリウムを排出させる。その際、細かく刻んで断面を多くすると、より多くのカリウムを排出させることができる。これは、じゃがいもなどの根菜類に有効に使える方法だが、歯ごたえを残すため、形が崩れる前に湯からあげねばならない（うっかり茹ですぎて流動食にしてしまったことが何度もあった）。

生野菜のサラダは食物繊維を多く摂取できるが、生ゆえに茹でこぼせないから透析患者には要注意だ。カリウムは水に溶けやすい性質があるので、キャベツの千切りや薄めにスライスしたきゅうりや玉ネギなど、生で野菜を食べたいときは断面積を増やした状態で必ず長めに水にさらす。ボウルに溜めた水よりも、流水のほうが効果が高い。

林の好物だった果物も隔日にし、必ず二人で半分こにする。試行錯誤するうち、一日3食だけでバランスを取ることは不可能だと分かってきた。そこで1週間単位で栄養を考えた。ゆるく捉えれば、短い期間に同じ食材を大量に食べないことが大事になる。

食材選びと調理に注意を払うようになると、血液検査のカリウム値は劇的に改善した。平均6台だったのが、4台前半にまで下がった。ベースを下げておけば、少々、カリウムを多く含む食品を口にしても、すぐに問題が起きる事態にはなりにくい。

クリニックでは透析を導入する前も後も、詳しい栄養指導はなかったという。

「透析の医師っていうのは、なんで事前にちゃんと情報を伝えないんだろうな。透析をする前に、カリウムのことなんかまったく説明がなかったし、透析が始まって血液検査の数値を見ても、『林さん、ちょっとご馳走食べすぎですね』くらいのことしか言わないんだよ。まあ、もらったパンフレットには詳しく書いてあったけどな」

林のケースのみならず、透析医が患者の生活の問題に介入を控えがちなのは、患者の間ではよく耳にする話だ。長期の透析で想定される合併症についても、林は一度も聞いたことがなかったという（患者にストレスを与えすぎないという配慮があるのかもしれないが）。患者にとって透析は生活の中心にある。医療者にとってはクリニックに来たときだけの患者さん。やはり自分の身体は自分で守るしかないと思う。

実際にカリウム対策を行ってみて、口から入る危険はかなり減らせることを実感した。「将来、透析になるかもしれない」と言われた人には、声を大にして伝えたい。食べ物に気を付ければ、透析を導入する時間を先延ばしすることができる。難病や先天性の病などでなければ、永遠に透析を回避できるケースもあると聞く。食生活の乱れた状態をそのままに透析だけを先送りしていると、その間に血管や臓器が傷み、予後はぐっと悪くなる。


さて、ここまで私がいかにも料理に腕をふるったように読めたかもしれないが、実際の風景はかなり異なる。私自身、林と暮らすまで3食すべて外食という荒れた食生活で、まともに自炊したのは大学時代まで。広島から東京に持ってきた調味料の中には、賞味期限が「昭和」のものもあったほどだ。

私が台所に立つようになって半年くらいたったころ、夕食の後で彼が小さな声で遠慮がちに述べたことは正直に書いておかねばならないだろう。

「恵子が食事に気を付けてくれるようになって、体調もよくなった。でもね……、料理っていうのは見た目も大事っていうか……、彩りとか、つまり食べたいって気持ちにさせることも大事で。それに、美味しいっていうことも、あんがい大切かも……」

最後あたりは消え入るような声で、よく聞こえなかった。

栄養計算はバッチリだったはずだが、まずかったみたいだ。見た目も不気味だったのか。それを半年も耐えてくれた、いや耐えかねての発言だった。それから私は実家の母に料理の写真を撮影して送り、意見を聞いた。最初の写真を見たとき、母が怪訝そうに、

「恵子、味噌汁に浮いている、この緑の物体はなに？」

と聞いてきた。刻んだはずのネギがくっついてダラ〜と連なったまま、不気味に汁に浮いていた。指を切るのが怖くて、なるべく切れない果物ナイフを選んで使っていたので包丁選びからやり直さねばならない、そういうレベルだった。

まぁ、湯がいたトマトやカボチャを少量添えるだけで皿の上は明るくなるし、器を工夫するのも意外に楽しい。そのうち夕食に友人を呼べるくらいには進歩した（と思う）。

リン、血管の石灰化

透析生活のリズムがつかめてきたころ、さらなる難題が現れた。ある日、会社から帰宅してダイニングに落ち着いた林が、うかぬ顔で切り出したのは「手術」について。

「今日、透析の後でドクターに呼ばれたんだ。近いうちに副甲状腺を手術しないといけなくなるかもしれないって。首を切って副甲状腺を取り出すんだってさ。もうこれ以上、体をいじるのは勘弁してほしいや」

原因は、カリウムと同じくらいやっかいな「リン」だという。

カリウムが突然死を招きかねないミネラルならば、リンはじわじわと身体を痛めつける。昔話の怪談で墓場のシーンに青白い炎がよく浮かぶが、あの火の玉の正体は、遺体に残ったリンが燃

えるものらしい。それほどリンはしぶとい元素だ。

リンは人間のみならず、あらゆる生物の細胞にエネルギーを与える必須ミネラルで、後述するように、ほとんどの食品に含まれている。野菜や果物を育てる際にも欠かせないから、農業をする人にはなじみの肥料のひとつだろう。

健康な人なら、必要以上に摂取したリンは腎臓でろ過して尿として排出できる。透析患者の場合、1回の透析で引ききれるリンは透析前のだいたい3分の2。ということは摂取量が多ければ、リンの血中濃度はだんだん高くなる。

リンの基準値は、健康な人の場合は2・5〜4・5mg/dL。透析患者の場合はやや高めの3・5〜6・0mg/dLに設定されている。林は最大量のリン吸着剤を服用していたが、リンの値は常に6台後半だった。

血中のリンが増えると、体内のカルシウムがリンと結合する。そのため血中のカルシウムが減少する（低カルシウム血症）。するとカルシウムの濃度を維持しようと、副甲状腺ホルモンが異常に働く。リンが副甲状腺を刺激し続けると、副甲状腺は腫大《しゅだい》し、骨からカルシウムを血中へどんどん放出し、骨や歯がもろくなる。

手術は、この副甲状腺の働きを抑えるために行う。喉の前部を切開して副甲状腺を切除。腫大した副甲状腺（通常は4個）を摘出し、一部を、シャントを造っていない腕の前腕部に移植する。透析を行わない日に全身麻酔で行い、入院は5日程度という。

ネットでこっそり手術の様子をリサーチするうち、私は泣き出したいような気持ちになった。

2日に1度、あの畳針のような太い針に貫かれ、痛い思いを繰り返しているというのに、神はどこまで試練を与えるのか。

自分にできることはないかと栄養に関する本やサイトを必死に調べた。するとリンには「有機リン」と「無機リン（リン酸塩）」があるという。「無機リン」はビンや缶に入った食材、ソーセージ、ハム、レトルト食品、清涼飲料水など、あらゆる加工食品や防腐剤に使われていて、知らず知らずのうちに摂取させられている。しかも「無機リン」はそのほとんどを身体が吸収してしまうという。

加工食品なら食べるのを止めればいいが、意外に深刻なのは「有機リン」だった。「有機リン」は肉や魚、卵、大豆製品、乳製品といった良質なタンパク質とセットになっている。この摂取量を抑えるということは結局、タンパク質の量を減らすことになる。

リンは含有量を正確にはかることが難しいので、透析患者用のレシピを参考に、一食あたりの肉や魚の量を「片手のひらに乗るくらい」に制限した。２人前の肉や魚を用意しても、１・５人分は私が食べる感じだ。しかし、食事全体のカロリーが不足すれば疲労感が強まり、元気が出なくなる。だから、天ぷらなどの揚げ物や油を多く使う炒め物、間食などを多用して補った。わが家では週に2回は揚げ物をしていた感じだ。

良質のタンパク質と密接にかかわるリンの管理を厳密にやりすぎると、大事な筋肉を失い、「フレイル（健康と要介護状態の中間で、心身が衰えること）」の原因になる。こちらを立てればあちらが立たずで、透析患者の栄養管理は本当に難しい。

さらに悪いことに、骨から溶けだした過剰なカルシウムやリンは、血管・筋肉・皮膚・肺などの器官にじわじわと沈着する。血管に沈着すると、動脈硬化や脳血管障害を引き起こす。関節痛やひどいかゆみも問題になる。

林が関節痛のため、整形外科でレントゲンを撮ったときのことだ。普通は暗めに写る足先の血管が、はっきり白い線のように写っていた。長期透析患者の合併症のひとつで、リンやカルシウムの沈着により血管が石灰化した状態が可視化されたものだと聞いて、二人して結構なショックを受けたものだ。

皮膚のかゆみにも悩まされた。医学的には「掻痒症《そうようしょう》」というらしい。林は極度のきれい好きで、風呂に入るとこれでもかと身体を洗う。だから余計に皮膚が乾燥してかゆみがひどくなり、眠れないこともあった。身体を洗うナイロン製のスポンジを絹製に替えたり、石鹸を自然成分のものに替えてみたり、風呂あがりにこまめに保湿液を塗ったりして症状はいくらか改善したが、あの異常なかゆみの原因が、体の内側からくるものだと知ったときはどこか納得したものだ。

この時代の透析機器の性能は今ほど良くなく、カルシウムとリンの沈着や皮脂腺の萎縮、尿毒性の毒素などで「色素沈着」もよく起きた。透析患者は、どす黒い感じの顔色になることが多かった。林が通年、テニスを続けて日焼けを保っていたのは、顔色の悪さをカバーするためもあったのではないかと思う。

私自身はこれまで、風邪以外の病を患ったことがない。カリウムとかリンとか、考えたこともない日常から、それが命にかかわる人がいることを知った。色んな栄養素をちょうどよい塩梅《あんばい》に自動調節してくれる人体の精巧さをつくづく思う。

よく、「健康だけが取り柄です」などと平気で口にしていたが、林と暮らすようになって、そんな不遜な言葉はないことに気づいた。当たり前にあるもののありがたさは、失ってみないと分からない。

生きている奇跡

序章でふれたように、日本は透析患者の人口比で世界3位という透析大国である。1ヵ月の透析には約40万円の費用がかかるといわれるが、手厚い医療費の助成制度があり、患者の自己負担は最大でも月2万円に抑えられている。

単純計算すれば、透析患者ひとり当たり年間で約500万円の公費が支出される。そういう事情もあって、国内では透析患者への誹謗中傷があふれている。「医療費が高騰するのは透析患者のせい」「自分が好き勝手して病気になって、高い保険料を使って生き長らえるのは勝手だ」。これらの批判は、透析患者の原疾患の4割が糖尿病であることが理由らしい（糖尿病には遺伝性のタイプもあるので一概にはくくれない）。

この程度の中傷ならまだしも、もっと過激な発信を目にすることもあった。「自業自得の人工透析患者なんて、全員実費負担にさせよ！　無理だと泣くならそのまま殺せ！」というタイトルのブログ記事を、元テレビ局員のフリーアナウンサーが世に出して騒ぎになったのは2016年のこと。彼らはネット上の情報を寄せ集めるだけで、透析の現場や患者の姿など見たことすらない。こんな酷い表現が間違っても林の眼にふれませんようにと祈るような気持ちになったことを覚えている。

林が透析を導入せねばならなくなったのは、難病が原因だった。

国内に3万1000人の患者がいるとされる「多発性囊胞腎《のうほうじん》」。液体のたまった袋＝囊胞が腎臓にたくさんできる病だ。小さな囊胞は健康な人にも見られ、囊胞自体は悪性ではない。だが囊胞の数が増え、容積が増えていけば、腎臓の機能は低下する。進行を遅らせる新薬が2014年に保険適用となったが、根本的な治療薬はまだない。

この病を発症すれば、一般には60歳代までに半数が腎不全となり、透析や腎臓移植などの処置を取らねば亡くなってしまうといわれる。さらに腎臓に囊胞ができる患者の中には、肝臓にまで囊胞ができるケースもある。林も終末期には肝囊胞に苦しんだ。

林は32歳のとき、会社の健康診断で腎機能の低下を指摘された。体がむくみがちで、妙に疲れやすいという感じはあったらしい。酒の飲みすぎだろうと思って精密検査を受けたら、いきなり多発性囊胞腎という診断が下された。この少し前に前妻との離婚を経験しているから、精神的なストレスも発病の引き金になったかもしれない。

小さいころから大病を患ったことは一度もなかったという。中学からずっと剣道一筋、厳しい稽古を続け、それこそ体力にだけは自信があった。それなのに医師からいきなり難病と診断され、「近いうちに透析が必要になる」と言われて耳を疑った。

多発性嚢胞腎は遺伝性の疾患という。しかし、彼の親族に同じ病名の診断を下された人はひとりも見当たらない。ただ林の母、つまり私から見れば義母は、息子の難病の原因について色々と思い悩んでいた。

義母と私はよく二人で食事に出かけ、林には言えぬことまで話のできる仲だった。義母は、自分の両親が近親婚（いとこどうし）だったことが原因ではないかと疑っていた。昔は確かな診断がつかなかったから、林と同じ病気だった親族もいるかもしれないと私にこぼした。医学的には近親婚によって発症確率が高まることはないとされるが、「遺伝性難病」という言葉は、お腹を痛めて林を生み育ててくれた義母を苦しめたのではないかと思う。

今回の取材を機に林が保管していた医療データを整理していると、彼が透析を導入する直前の血液データがあった。１９９５年11月の日付だ。

クレアチニン９・６mg/dL、尿素窒素１００・９mg/dL、尿酸８・３mg/dL、カリウム５・５mmol/L、リン６・８mg/dL。すべての数値が前月より悪化傾向にあって、貧血も進んでいる。検査結果に添えられた医師の手紙には、「自覚症状が現れた時点で透析を開始すべきと思います」と書かれていた。同月、林は透析を導入。38歳のときだった。

人生に透析という予想外の出来事が起きて、林の人生は一変した。彼の後輩から聞いた話だが、若いころは報道番組のディレクターの中でエース格と目されていたらしい。支局勤務は初任地の大阪と神戸だけ。数年で東京に戻り、次々に大型番組を任された。

だが病が進行するにつれ、産業医から「勤務制限」がかけられた。ディレクター業を続けることが難しくなり、かなり早い時期に内勤のプロデューサーに転身せざるをえなくなった。病気のことが仲間たちに知られるようになると、林のライバルとされていた同期のディレクターがわざわざ彼のデスクまでやってきて、こう言い放ったという。

「お前、透析になるんだってな。これで終わりだな」

この章では冒頭から、私が林を通して透析を知り、戸惑ったことばかり羅列したので、透析医療への拒否感を強めてしまったかもしれない。透析＝死へのカウントダウン、そんな偏見は今も根強い。しかし、透析という医療があったおかげで私は林に出会うことができた、そのことは改めて念を押しておかねばと思う。

彼の血液検査のデータの傾向を見てみると、32歳で難病の診断を下されて以降、腎機能はじわじわ下がり、30代後半から一気に悪化している。透析がなければ寿命は40代早々には尽きていただろう。しだいに尿が出なくなり、尿毒症で仕事もできなくなり、やがて死に至ったはずだ。

他人から見れば、60歳の死は早い。「気の毒に」と思われるかもしれない。それでも、治療法のない遺伝性難病という、誰も責めることのできぬ過酷な運命を背負わされた者が、透析をしながら最後までテレビ報道の第一線で仕事を続け、60歳まで生を全うすることができた。私にとって、おそらく彼にとっても、与えられた一年一年は宝物のようだった。あんな濃密で輝いた時間は、もう二度と体験しえないとも思う。

もし林に出会うことがなければ、私自身の人生もまったく違うものになっていたはずだ。テレビ業界で、ただ華やかで忙しいだけの自分に満足して生きていたに違いない。

出会ったころ、林が私を挑発するように突き付けてきた言葉を折にふれ思いだす。

「君はどんなテーマでも80点の番組に仕上げる力がある。だがな、80点の番組を量産しても、放送した先から消えていく。来年には誰も覚えちゃいない。視聴者の記憶と歴史に残るのは、100点の番組だけだ。俺のところに90点の番組を持ってこい。そうすれば全力で100点まで引き上げてやる」

この言葉に奮起して、私は民間放送での仕事をすべて止めた。長年こころに温めてきた企画をテーマに据え、取材を重ね、林と二人三脚で臨んだ。そして数年後、ＮＨＫでテレビ界の賞を極めるドキュメンタリーを作ることができた。ひとつの頂《いただき》に登れば、もっと高い峰が視界に入ってくる。林が私に見せたかった風景はこれだと思った。

実は先の辛辣な言葉のあとで、彼はこうも付け加えた。

「君を使いたいと思うプロデューサーは山ほどいるだろう。だがな、君を育てようと思っているのは俺だけだ」

椿三十郎ばりの台詞は、今も私を励ます。仕事の仕方も、生き方も、彼と出会って根底から覆された。

透析は、本来なら間違いなく死んでしまう人を、何年も、何十年も、生き続けさせることのできる革新的な医療である。「1か2」ではなく「0か1」。そこには量的な違いではなく、生か死、という根源的な違いがある。

透析医療の黎明期、つまり透析が保険適用となる1967年より以前、貴重な透析器は全国どこにでもあるものではなかった。保険適用されたあとも、現在のような助成制度はなく、経済的に誰でも受けられる医療ではなかった。多くの腎不全患者が、希望の光を遠くに見ながら無念の死を遂げてきた。そして透析を受けることのできた幸運な患者ですら、1年生存率は5割に届かない時代が続いた。

無数の犠牲と、医療者の努力によって、透析医療は進歩してきた。そして今、透析は世界中で何百万もの命を救っている。それも、ただ生きられる、というだけでなく、林のように働き盛りの患者たちの社会復帰までも可能にした。

透析機器は年々進歩している。合併症への薬物治療の選択肢も増え、運動療法や食事療法にも改善が重ねられている。2022年末の統計では、10年以上の透析歴をもつ患者は27・6%、3人に1人の割合に迫る。1992年には1%に満たなかった透析歴20年以上の患者も8・6%に増加、今や透析歴52年を超える患者もいる。「透析十年」という言葉は、とっくに昔話だ。透析は、もはや単なる延命治療とは言えない。

私は、林に出会わせてくれた透析という医療に心から感謝している。だからこそ、透析医療の出口までを真剣に問いたいと思う。

第2章

腎臓移植という希望

移植という選択肢

「腎臓移植」という4文字が私の脳裏によぎり始めたのは、林の副甲状腺切除手術の問題が持ち上がった2007年ころからだ。

このころ、林は定期の人事異動で、NHKの外郭団体である制作会社に出向中だった。いわば子会社の部長職だが、閑職だったわけではない。むしろ逆で、彼は口癖のように言っていた。

「NHK本体の局員は恵まれている。ここにいるプロパーの社員たちは、本体に比べて遥かに待遇が悪いのに、やる気があって優秀なヤツが沢山いる。あいつらの努力に少しでも報いるのが俺の仕事だ」

林は後輩たちに経験を積ませようと、政治や経済、スポーツに戦争などあらゆる番組の企画を通すために走り回った。自分が異動でいなくなったあとも、彼らが主導権をもって活躍できる場を作っておこうと、新たな形態の番組開発も手がけた。

部下が不祥事を起こして週刊誌ネタになり、ネットやテレビのワイドショーで叩かれる騒動が起きたことがあった。林は寝る時間を削って後輩が会社を辞めなくてすむよう手を打ってまわった。「もう放っておけばいいのに」と何度思ったか分からない。のちに林の後任の部長から、「当時の記録を読んで、林さんを見直しましたよ」と聞いた。愛想はないし上手もできず、上層部からは煙たがられる。しかし、後輩のことはとにかく大事にした。私が林を尊敬するのも、こういう姿に接してきたからだ。

そんな管理職の仕事をこなしながら、林は自身の職業人生の仕上げに向けて的を絞りつつあった。満を持して準備していたテーマが「天皇制」。こんな大テーマを番組化するには、ＮＨＫ本体に戻るにあたり、相応の部署に配属されねばならない。希望通りの人事が行われそうな打診も内々に得ていて、職業人として大事な時期に入っていた。

しかし、林が透析を始めて約10年。その働き方をそばで見ていれば、いくら私が栄養や休息に気を配っても、今後、様々なトラブルは不可避だと思えた。これから数年、さらなる激務に耐えられるのか。副甲状腺の問題をはじめ、トラブルが起きるたび手術を繰り返せば、体力を奪われ、気力も失い、ジリ貧になる。番組制作は、最後の最後は体力勝負。健康も仕事も同時に失う事態だけは避けたかった。

ひとり解決策を探るうち、腎臓移植（腎移植）という選択肢に行き当たった。

腎移植は、他の肝臓移植や心臓移植に比べると、万が一、手術に失敗しても再び透析に戻れば命は保たれる。そういう事情もあって比較的、症例数が多い。国内最初の腎移植が行われて半世紀がたち、術式も確立されている。

当時の日本移植学会の調査では、腎移植患者の10年後の生存率は8割を超えている。かたや透析患者の10年後の生存率は4割で、生命予後はまったく違った。

機器に繋がれて生きざるをえない透析患者にとって、その世界から唯一、解放される手段が腎移植だ。移植という希望は、ないよりあったほうがいい。しかし林の口からは、ただの一度も移植について語られることがない。それが不思議でならなかった。

互いの休みが重なった日曜の昼下がり、林が珍しくソファに横になってぼんやりテレビを観ていた。CMになるタイミングを見計らって、副甲状腺の手術を回避する方法はないのかな、と話をふってみた。

「そりゃ、腎移植しかないだろう」

林は即答した。これなら話は早い。脳死となった人から腎臓を提供してもらうために、日本臓器移植ネットワークの移植希望登録はもちろんしているだろうと思いきや、

「いや、俺は登録しなかった。登録しても10年は待たされるっていうし、脳死に至った人から腎臓をもらうんだから、ある日突然、入院して手術って流れになるだろう？　仕事を途中で放り出すことになるし、現実的じゃない。10年は長いぜ」

実際、移植の順番がまわってくるのは「宝くじ」に当たるようなものだ。移植を希望する患者に対して臓器提供が追いつかず、需要と供給のバランスが大きく偏っている。ドナー（提供者）とレシピエント（移植を受ける人）との生体的な条件が許容範囲で合致せねば提供は受けられない。待機者の中から選ばれるのは、まさに「宝くじ」。その宝くじに当たり、やっと順番がまわ

ってきても、たまたま風邪を引いて体調を崩していれば手術はスキップされる。

臓器移植について、ここで少しだけ現在に話の針を進めたい。２０２０年の世界保健機関の集計では、日本の臓器移植件数は世界42位、先進国では最低レベルだ。

腎移植の「平均10年」という待機期間も、２０２３年には14年8ヵ月まで延びている。海外で違法な移植手術を仲介する事業者が逮捕された事件は記憶に新しい。医療体制の不十分な海外での移植手術で死亡したり、重篤な後遺症が残るリスクはあっても、大枚をはたいて移植手術にかけようとする患者は後を絶たず、「移植ツーリズム」という言葉すらある。なぜそんな無茶を、と思われるかもしれないが、腎不全患者にすれば生きるか、死ぬか、命がけなのだ。

最新の日本移植学会の調査では、他の臓器でも深刻な事態に陥っているという。臓器提供が行われ、移植の条件が合致しても、病床が確保できなかったり医師やスタッフが足りなかったりして、手術を断念するケースが増えている。２０２３年に臓器提供を待ちながら死亡した患者は463人。移植を巡る環境は年々、厳しくなる一方である。


話を戻すと、林は透析を始めてほぼ10年。もし透析を導入した時点ですぐ移植希望登録をしておけば、1回くらいチャンスは巡ってきたのではないか。

「そういえばそうだな。でも俺は、移植はどうも気がすすまないんだ」

理由は、かつて手がけたアメリカの移植医療の番組だという。主人公である移植患者の女性が、毎食後、両手に山もりの免疫抑制剤を飲まねばならなかったり、ステロイドの副作用で鬱になってふさぎこんだり、顔が風船のようにパンパンに膨れたりする様子（ムーンフェイス）を目の当たりにして、移植に拒否感を持ったという。

「あんなしんどい思いをしながら、仕事はできん」

しかし、医療は進歩している。副作用の問題も緩和されてきているはずだ。そんな昔の番組にこだわって、貴重な機会を逃してきたのではないか。冷静な林らしくない。

「まあな、でも考えるだけ時間のムダさ」

どう投げかけても興味を示さず、私の顔を見ようともしない。リモコンでチャンネルを次々に変えながら、「つまらん番組ばっかりだ、もうテレビは死んどるな」などと毒づいている。

「私の腎臓、使えないかな？」

その言葉で、ようやくこっちを見た。お前、何を言ってるんだ、と目を丸くしている。

脳死の人からの献腎移植が難しいならば、生体腎移植がある。幸い、私には持病がない。今のところ、いたって健康体だ。

血液のＡＢＯ式では二人の血液型は異なるが、移植は可能だ。最近は拒絶反応が起きないよう術前に色々と手当てを行うし、免疫抑制剤の効果も上がっている。血液型が異なる移植でも生着率はほとんど変わらないという論文もある。

調べた情報を早口で披露《ひろう》すると、彼の顔つきが変わっていくのが分かった。

「君は注射すら怖がるくせに、手術で何をするのか分かってるのか？　その細い腹を切って腎臓を取り出すんだぜ？」

そんなことは承知のうえだ。もう少し正確に書くとドナーの側は多くの場合、腹を切るのではなく腹腔鏡《ふくくうきょう》を使う。小穴から片方の腎臓を取り出すことができる。

ともあれ私たちはこの日、初めて腎移植について話し合うことができた。これまで遠慮して口に出せなかった透析に伴う合併症についても、ようやく正面から話し合えた。大事なことほど、言葉にするのは難しい。それがようやく議論の俎上に載った。

林の話を聞くうちに、彼がこれまで移植のことにふれなかったのは、アメリカの移植医療の取材が真の理由ではなく、ただ誰にも相談できなかったからかもしれないと思った。実家で移植について話題になることは一度もなかったというし、それ以前の問題として、自分から腎臓がほしいなどとは切り出せないだろう。最近では透析患者に臨床心理士が面接して、移植をふくめ心のケアを行う体制を整えているクリニックもあると聞くが、それもごく一部に限られる。透析患者は本当に孤独だ。

林にとっては、無意識のうちにあきらめようと自分に言い聞かせてきた可能性が突然目の前に現れた感じだったのかもしれない。この日の夜、決心をしてくれた。

「恵子の健康な体にメスを入れるのは、やっぱり抵抗がある。まだ会ったこともない君のご両親にだって、そんなことは言えない。だけど、移植については考えてみるよ。俺は移植希望登録をすることにする」

ドナーの資格

この日から実際の移植手術まで、話はかなりのスピードで進んでいく。

透析クリニックから紹介されたのは、透析医の母校である慶應義塾大学病院（以下、慶應病院）。慶應大学は彼の母校という縁もあったし、同じ渋谷のクリニックの患者さんで、慶應病院で移植手術を受けて成功した人もいて印象は悪くなかった。

林は慶應病院に出向き、血液検査や診察を行い、病院の移植コーディネーターと面会し、移植希望登録を済ませた。そして、自宅に帰ってきた日のことだ。

「やっぱり恵子の腎臓はもらえないよ」

まだドナー検査もしていないのに、なぜそんなことを言い出すのか。

「移植ってさ、臓器売買とか色んな事件が起きているだろう。だから法的に夫婦でない関係ではドナーになれないらしい」

そそっかしい私は移植の生着率ばかりを気にして、もっとも大事なドナーの資格について調べることを忘れていた。

加えて、林の口から「夫婦」という言葉が出てきて、狼狽した。これまで自分の未来に結婚という選択肢はなかった。すべてに仕事を優先した。「俺の弔辞を読んでほしい」という、林らしいプロポーズもされていたが、私は結論を先送りにしていた。

しかし、今のままでは不測の事態が起きたとき、病院からの連絡は「他人」である私には入らない。腎移植についても、原則ドナーとして認められるのは、血縁者では6親等以内。非血縁者では配偶者と姻族（配偶者の血族など）3親等以内と定められている。林の命がかかる今、独身主義とか夫婦別姓とか理屈をこねている場合ではなくなった。私が旧姓を使い続けることを前提に、近いうちに入籍することに決めた。

この時期の慶應病院は、腎移植にとても積極的だった。移植希望者に配られるパンフレットの表紙には、泌尿器科の外科医の顔のイラストがドンと描かれていて、やる気満々という感じ。林のケースも、手術までに入籍する前提でどんどん進んだ。

「林さんの血管は透析でかなり傷んでいます。少しでも早く移植をしたほうがいい。順調にいけばひと月で退院できます。もちろん副甲状腺の手術もしないですみます」

主治医の自信に満ちた言葉も、彼の背を押したようだった。あとから考えれば、そんな順調にばかり進むはずはないのだけど。

ところが、移植の可否を判断する学内の倫理委員会に話が進む直前になって、またもストップがかかった。ドナーになる条件＝配偶者は、入籍するだけではだめだというのだ。臓器売買を目的とする偽装結婚を防止するため、「結婚して3年以上の夫婦」という、さらなるハードルが設けられているという。

ここからは主治医のほうが前のめりになってきた。

林には2歳下の弟がいた。医師の説明によると、移植の条件でもっとも重要な抗原の型＝HLA型（ヒト白血球型抗原）が一致するのは1万人に1人の確率で、他人ではほぼ合わないが、兄弟間では4人に1人の確率で適合する。その場合、拒絶反応の起きる可能性は低い。さらに腎臓の大きさは体格に比例するので、一般に女性から男性への移植に比べると、男性から男性のほうが予後は良い。一度、弟さんと話し合いをされたらどうかと重ねて提案してきた。

しかし林と弟は、成人してからは近しい間柄ではなかった。林は、医師の勧めに戸惑った。事情を知った林の両親が、弟側に移植の話を持ちかけてみたというが、快い返事は得られなかったと伝え聞いた。もちろん両親が本当に尋ねてみたかどうかすら、今でも分からない。

もし弟が断ったとしても、それは仕方のないことだ。健康な体を傷つけ、臓器を摘出する以上、リスクはある。腎臓は２つあるから１つ無くなっても支障はないとされるが、２つのエンジンが１つになるのだから心配するのは当然で、養うべき家族を抱えていればなおのことだ。ドナーに対する長期の追跡調査も十分でなく、最近では移植後に透析に至るドナーがいることも少数ながら報告されている。

私たちは当面、移植手術を延期せざるをえない現実を受け入れた。

家族の選択

このころ、私たちには月に一度の決まりごとがあった。近所の寿司屋で、林の両親と４人で食事をともにすることだ。

義父は政府系金融機関の元銀行マン。高度経済成長期の真っただ中をガムシャラに駆け抜けた世代で、成功体験の塊。義母はいつも夫のそばに静かに寄り添っていて、夫唱婦随を絵に描いたような夫婦だった。

その日の夜、両親にことの顛末を説明した。移植手術が取りやめになったこと、近いうちに入籍すること、そして3年待って夫婦間で腎移植をするつもりだと伝えた。せっかくの食事の場なので、林がすぐ話題を変えようとすると、義母が「ちょっと待った」と言わんばかりに予想もつかぬことを言い出した。

「新、私の腎臓を使ってちょうだい」

カウンターの中の料理人がギクッとしたように、まな板から視線を上げたのが視界に入った。義母はとても小柄な人で、79歳。

「恵子さんの腎臓をもらう話には、私は、本当は最初から反対だったの。死ぬ前に、私も新の役に立ちたい。もう何も思い残すことはないから」

義母の決意は固かった。義母が林のことをとても大切に思っていることは平素から十分に感じていたが、息子の遺伝性難病は自分の血脈が原因ではないかと疑っていたことも、決断の背景にあったのではないかと思う。

すると義父が会話に割って入った。それまで「遺伝性難病などと言われても、わが家にそんな病人はいないぞ!」と不機嫌そうに声を荒げてきたというのに、

「同じ老人なら、男の腎臓のほうが大きくていいだろう。私のを使いなさい」

そう言い切って、中トロを飲むように口に放り込んで日本酒をあおった。

これには義母もびっくりした風に夫を見つめている。意外な展開に、私も林も、寿司のネタを味わうような余裕は吹っ飛んでしまった。

義父は、義母より少し年下の77歳。定年後も毎週のようにゴルフに通い、散歩も欠かさず、歳

の割には姿勢も体格もいい。よく食べ、よく眠り、エネルギーに満ちている。信じがたいほどの亭主関白で妻に厳しく当たることがあり、母親をかばおうとする林ともよく小競り合いをした。それでも、義父の息子を思う気持ちに偽りはなかった。

臓器提供をめぐる話し合いは、ときに家族の関係性を冷酷なまでに浮き彫りにする。命の重み、覚悟、献身、犠牲、勇気、人生の優先順位が、残酷なかたちで試される。家族内でのドナーの選定をめぐって話がこじれ、移植手術ができぬうちに患者が亡くなり、そのまま家族の縁が切れたという話も珍しくない。安易に口にはできぬ、繊細な問題だ。

両親の行動は早かった。慶應病院でドナー検査の手続きをすると言っていたが、翌週にはもうそれを終えていた。

二人の気持ちはうれしかった。でも、私は正直なところ実現性はないと考えていた。病院の腎移植パンフレットには、ドナー年齢の上限について「通常は70歳以下とされています。十分健康で、手術や術後の生活に耐えられると判断されれば、75歳くらいまでは提供が可能です」とある。両親ともに75歳を超えている、倫理委員会は通らないだろう、あと3年待てば私の腎臓を使える、あの日の夜の会話で、林は両親との絆を確認しあえた、それだけで十分だと思った。

実際、強健に思えた義父の腎臓は、左右ともに動脈硬化が進んでいて不合格となった。義母のほうに大きな問題は見つからなかった。さらに進んで「クロスマッチ」と呼ばれる、移植の予行演習のような検査、具体的にはドナーとレシピエントの血液を同日に採取して混ぜ、反応を見る検査でも、問題となる兆候は出なかった。

間もなく、慶應病院の倫理委員会は、移植手術にゴーサインを出した。80歳になろうとする母親から50歳の息子への腎臓提供を認めたのである。

手術の日

手術は2007年9月6日。

10日前から入院し、さまざまな検査や事前処置が始まった。

まずは免疫抑制剤の服用だ。ネオーラルという大粒の薬（25㎎）を朝晩5錠ずつ、あわせて10錠。他にも数種類の薬があり、まさに薬をゴクゴク飲む感じ。これも「拒絶反応」に備えるためだ。自分の身体が備えている免疫機能は、新たに体に入ってきた移植腎を異物と見なし、抗体を作って排除しようとする働きがある。だから事前に免疫力を落としておかねばならない。

どんな手術でも同じことだろうが、何が起きても文句は言いません、というような趣旨の書類に何枚も何枚もサインさせられて、余計に気が滅入った。

それでも林はどこか気丈な風をよそおっていた。

「全身麻酔の手術だから、確かに何が起きても不思議はない。病院の不味いメシが最後になったらたまらんから、外で美味いものを食っておこうぜ」

手術の数日前になって、無邪気にそんなことを言い出した。

予定ではこれから4週間、長い入院生活が始まる。一日だけ病院の許可を得て、私が運転して恵比寿のホテルまで中華料理を食べに出かけた。リンもカリウムも気にせず高価なコースを奮発したが、林は言うほどに食べなかった。私もあんな味のしない中華料理は経験したことがない。

手術当日は、午前6時過ぎから林と義母への術前処置が始まった。ふたりの個室は隣どうしで、私は双方から呼ばれるたびバタバタと部屋を往復した。家族が見守るなか、二人がストレッチャーに乗せられて手術室へ向かったのは午前9時前だ。

林は手術室の手前あたりで義母と別れたそうだが、のちにこのときのことを一度だけ、私に語ったことがある。手術台へと向かう母親の小さな後ろ姿を目にしたとき、

――俺は自分が生きたいがために、あんな年老いた小さなおふくろにまで、こんな無理をさせている。今すぐ、手術を中止できないか……。

そんな後悔の念に苛まれるうち、麻酔で意識を失ったという。林は多くは語らなかったが、日々、命をめぐる葛藤と闘っていたのだと思う。私はそれに自分がどう答えたかすら覚えていない。風邪をひいた記憶もおぼろげな私に、彼の気持ちが理解できていたか、今こうして書いていても自信がない。難病を抱える林の懊悩を汲み取るのに、当時の私はあまりに未熟だった。

土気色の顔に酸素マスクをつけた林が、ストレッチャーに運ばれて病室に戻ってきたのは夕方だった。当初伝えられていたより2時間ほど長くかかってヤキモキしたが、大きな問題はなかったと聞いた。

看護師に、無菌状態に保った病室の二重扉の手前まで案内された。ガラス窓から部屋の中を覗

きこんだが、フットポンプに巻かれた足先が覗くだけで顔はよく見えない。

「無事に終わったよ、お母さんも大丈夫だよ」

そう声をかけて待合室に戻った。

すると看護師が駆け足でやってきて、「恵子さんの顔が見えなかったので、もう一度呼んでほしいと頼まれました」と伝えにきた。義父は、「なんだ、新は甘えんぼうだな」と冷やかしたが、それもどこか強がっているように聞こえた。まだ、義母の移植腎が動いているかどうか分からないのだ。医師からは、移植腎は術後すぐに働かないケースもある、そうなれば再び透析をして推移を見守る可能性があると言われていた。

再び二重扉の手前に立つと、今度こそと背伸びをして、しっかりガラス窓の向こうを覗きこんだ。チューブだらけのベッドの先に、林の必死な眼差しが待っていた。私がぴょんぴょん飛びはねて両手を振ると、彼は辛そうな表情でまばたきをして見せた。

あとで聞いたことだが、最初の数日は「生き地獄だった」そうだ。体中に激痛がはしり、麻酔もきかず、眠れない。首と腕に3ヵ所の点滴、2日間は絶対安静で体位も変えることができない。排便も差し込み便器だ。てっきり手術は失敗したと思ったらしい。

「どうか、透析にだけはなりませんように」

そう祈りながら待合室で待っていると、30分ほどして主治医がやってきた。長時間の手術で、薄緑色の手術着もマスクもぐっしょり汗まみれだ。

「林さん、尿が出すぎるくらい出ていますよ」

その短い言葉に、思わず義父と立ち上がって固い握手を交わした。

義母の腎臓は、息子の身体の中でしっかりと動き始めた。尿が一滴も出ない病で、長年ずっと苦しんできた。真冬の冷たい雪の中を、真っ暗闇の中を、ひたすら透析クリニックに通った日々が思い出されて泣きそうになった。おしっこが出る、そんな当たり前の現象に、あれほど深く感謝した日はない。

ところが、私はこの大事な場面で失態を演じた。主治医は私たちを安心させようと思ったのか、林の尿が満タンに入った蓄尿バッグを病室からわざわざ運んできた。自信満々な顔で、「ほら、すごいでしょ」と、私の目の前にバッグを掲げて見せてくれたのだが、バッグの中の尿は血液と混じって真っ赤。私は飛び上がって、

「きゃ、赤いっ！」

小さく悲鳴を上げてソファに倒れ込んでしまった。文字通り、腰が抜けた。すると主治医は急に鬼の形相になった。

「手術をしたんですから、血が出て当然です！　こんなの、まだまだマシ。こんな色、ぜんぜん赤いとは言いませんよ！」

外科医のプライドを傷つけたようだった。この場面は尿の色ではなく、尿の量に感謝して頭を下げねばならなかった。

義母は翌日からすぐ歩き始め、食事もとれた。もともと低ナトリウムの傾向があったので、数

値が回復するのを見届けてから数日で退院した。

　私は毎朝、病院に向かう前に林の実家に顔を出して、義母の様子をうかがった。食欲もあって散歩も再開し、生活は術前と変わらないように見えた。その後の定期検査でも、腎臓の機能を示す代表的な数値、クレアチニンの値が大きく上昇することはなかった。80歳になろうとする小柄な身体から臓器1つ摘出したというのに、人間も医療もすごいものだと思った（主治医は腹腔鏡手術の名医だと聞いた）。義母は90代半ばまで健やかに生きた。私は義母の勇気と愛情に、今でも感謝している。


　腎移植に関する書物は世に出ているので詳細は省くが、林の術後は通常の移植患者に比べて小さなトラブルを繰り返し、日常生活に戻るまで半年の時間を要した。

　最初の1週間は無菌室なので、看護師から様子を伝え聞くことしかできなかったが、手術から3日後、体温がいきなり40℃に跳ねあがった。麻酔用に首に留置している管から感染した可能性があるという。感染症の場合、こういう急な上がり方をするそうだ。尿は出ているので移植腎の拒絶反応ではないと聞いて胸をなでおろした。解熱剤を使えば楽になるが、移植腎にダメージを与える恐れがあるので使わない方針という。こういう発熱はちょくちょく起きた。その都度、蓄尿バッグの量とにらめっこ。それが何色だろうが腰を抜かしている場合ではなくなった。

　通常の個室に移ってからも、とにかく感染症に気を付けねばならなかった。うがい手洗いマスクは当然、部屋に持ち込むものすべてに処置が必要で、着替えなど衣類は洗濯したあとで必ず日光にあてて干すか、乾燥後にアイロンをあてた。洗えないものを持ち込むときはアルコールティッシュで隅々まで拭き取る。花類や食べ物の持ち込みは禁止。後年、新型コロナウィルスの流行でさまざまな感染対策が行われたが、それを上回る対応を求められた。

林自身にも新たなルーティンができた。免疫抑制剤を決められた時間にしっかり服用することは基本中の基本で、同じくらい大事なのは尿量の測定。尿量の減少は、腎機能の低下を示すサインだからだ。病室のトイレには計量カップと蓄尿バッグが置かれていて、朝起きて夜寝るまでの尿を溜める。尿が出るたび、その量をメモに記録する。そのうち計量カップを使わなくても、おしっこの出る勢いや出続ける長さから、感覚で尿量が分かるようになったのには感心した。

同時に飲水の量も記録した。透析中は一日５００㎖以内と厳しく制限された水分も、これからは逆にしっかり取らなくてはならない。移植腎で40年を迎える、移植患者の希望の星ともいえる先輩からは、「脱水を防ぐため、とにかく水分をしっかり取ることが大事」との助言を受けた。脱水は腎臓を傷める。

林はこのときから、自分の水分バランスを記録に書き始めた。手持ちのノートの縦軸に24時間の目盛りを書き、右側に飲水量、左側に尿量を並行して逐時、記録していけば、水分の出入りがしっかり把握できる（次頁写真）。

参考までに、手術翌月の10月の記録を見ると、だいたい1日の尿量は２８００㎖、飲水量が２３００㎖くらい（飲水量に食事は含まないので、実際に摂取した水分はもっと多い）。多い日は、尿量が４０００㎖に達している。

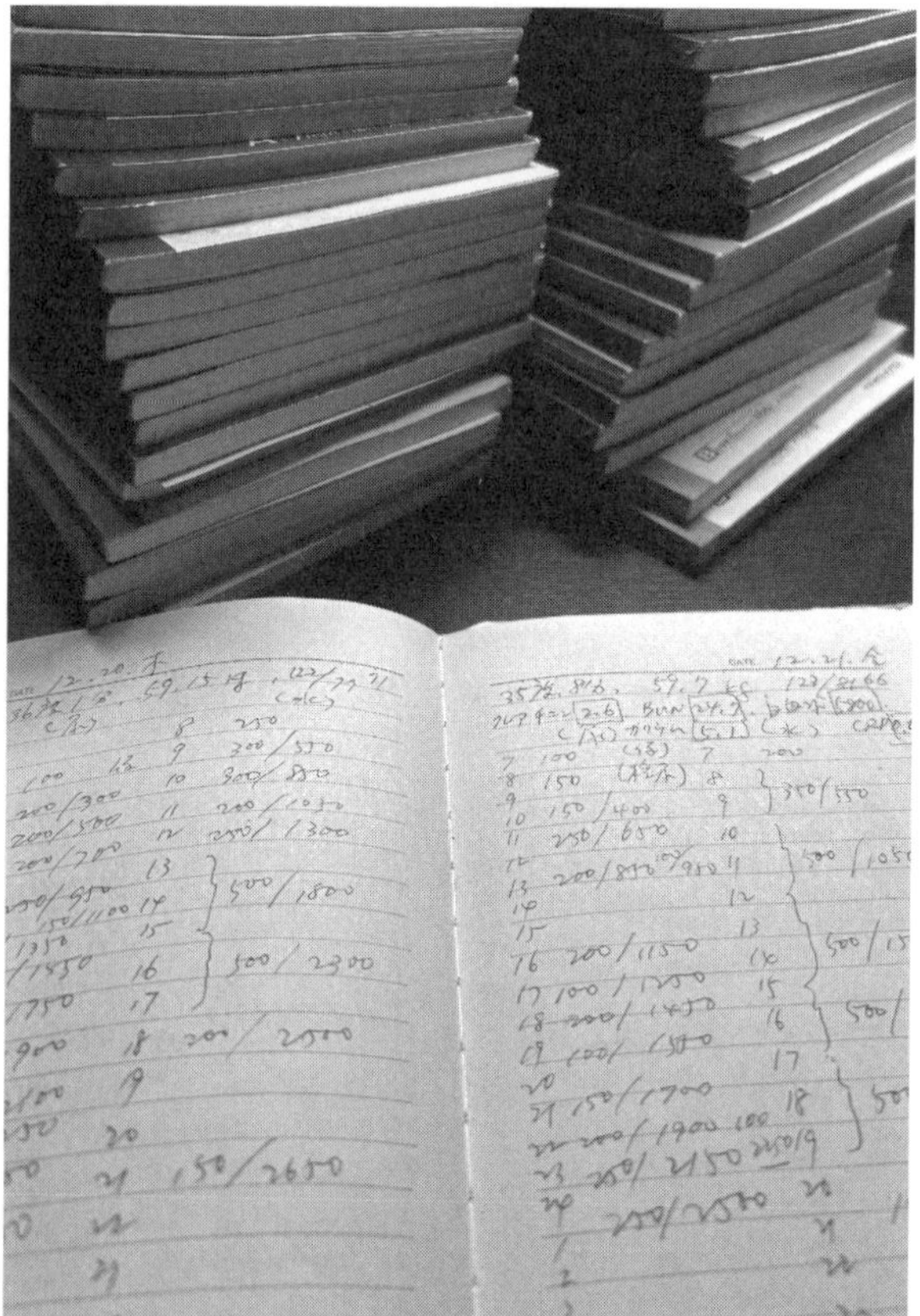

林が尿量・飲水量を記録したノート

透析時には常に高めだった血圧は、すっかり正常値に戻った。ただクレアチニン（基準値0・6〜1・1mg/dL）だけは、2台前半から下がりきらなかった。

生かされた命

退院をしたのは、手術から1ヵ月後の10月8日。

このときの退院は主治医に止められながらのことで、一刻も早く自宅に戻りたがった林の「脱走」に近かった。実際、退院してもほとんどベッドに寝たきりで、結局、またすぐ発熱して入院。そんな行ったり来たりを翌春まで繰り返した。

微熱はだらだらと続く。38℃を超えたら即入院というのが病院の方針で、私は入院セット一式を車の後部座席に常置した。体調を崩して入院した当日には、もう自宅に戻りたがる林の病院嫌いには、このあともずっと手こずらされた。

退院時に処方された薬は10種類。免疫を抑制する薬は3種類で、ネオーラル（25mgを一日10錠）、プレディニン（50mgを一日5錠）、メドロール（20mgを一日2錠）、血圧降下剤のミカルディス、尿酸を下げるザイロリック、排尿障害用のハルナール、緊張を和らげるレンドルミン、抗生物質のクラビット。あまりに大量なので、1週間単位で朝、昼、晩、就寝前と仕切りのされた大きな薬箱を買い、私が仕分けを管理した。

一度だけ、拒絶反応が起こりかけた。発熱が続き、尿量も減り、透析に戻るかもしれないと言われるほど体調が悪化した。このときの主治医の言葉に、私たちは結構なパンチを見舞われた。

「もし1年で透析に戻ったとしても、林さんの血管を1年間、休ませることができたと考えれば、それだけでも大きな効果があったといえます」

強気な言葉とは裏腹に、どこか申し訳なさそうな主治医の顔は今も忘れられない。わずか1年……。林は病室で小さく爆発した。

「医者っていうのは、手術の前はいいことばかり言ってその気にさせておいて、状態が悪くなったら1年でも上出来だなんてさ、1年で廃絶したらおふくろに申し訳ないよ」

それだけ林の血管の状態が悪かったということだろう。このときは大量のステロイドを数日にわたって点滴で投与するパルス治療によって何とか乗り越えた。私たちも必死だったが、病院側も移植腎の生着率がかかっていることもあって、常に迅速に対応してくれた。パルス治療はこのあとも何度か行うことになる。

ステロイドの副作用で顔はいつもむくみがち、筋肉は目に見えて落ち、手足ばかり細くなっていく。術後の半年間はフルタイムの出社もままならず、精神的に苦しかった。仕事が思うようにできない現実は、私たちにとって病と同じくらいきつかった。

11月下旬、私の誕生日。

林は2度目の退院をして間もなくだったが、いきなり銀座の和光に行くぞと言い出した。結婚指輪を買うという。まだ微熱は引かず、家の中を這うような体調なのにだ。私は、「入籍もしてないのに、そんなもの要らない、買いたいなら通信販売でいい」と何度も止めたが、頑として聞こうとしない。こういうことには妙にこだわるところがあった。

この日が、術後初めての本格的な外出となった。手術室でドクターが装着するような頑丈なマスクをつけ、ダウンコートを着込み、移植腎あたりにカイロを貼りつけた。わざわざ人混みの多い銀座に出向いて風邪でももらったら、と、こちらは気が気ではない。

店に着くと、つい意地悪な気持ちがわいた。私はわざとハイジュエリーのコーナーに立ち止まってショウケースを覗き込み、「うわ、きれい」と嬌声をあげてみた。どれどれ、とやってきた林は、値札の０の多さに慌てふためいた。

「おい、結婚指輪なんて普段使いのものなんだから、そんなに石が大きくてキラキラしていたら邪魔だろう」

とか言いながら、いつの間にか庶民のコーナーに陣取っていた。

控え目な輝きを放つ定番の指輪を選び、彫り込む文字を決めた。「男が指輪なんか着けられるか」ということで、求めたのは私の指輪ひとつ。私の誕生日に、彼なりのやり方で感謝を示したかったのだと、ようやく気づいた。

帰り道は渋滞した。助手席の林はわずか2時間足らずの外出に疲れ果て、修行僧のように目をつむったまま固まっている。同じ姿勢を保つのは辛そうだった。ちょっと勇気を出して、帰路の目黒通り沿いにあるホテルに寄ってお茶をしてみることにした。

林は助手席からヨロヨロと立ち上がってホテル内のロビーラウンジに入ると、隅のソファに倒れ込むように身を沈めた。注文したコーヒーが出てきたとき、彼はそれをゴクリと飲んだ。私は思わず、「あっ！」と小さな叫び声をあげそうになった。

そうだ、もう水分を気にしなくていいのだ、水でもコーヒーでも何でも、好きなときに欲しいだけ、自由に飲んでいいのだ。普通のお客さんたちと同じように、普通に喫茶店で過ごせる、たったそれだけのことが無性にうれしかった。結婚指輪よりも、はるかにうれしかった。

透析、そして腎移植——。人生が轟音を立てて動いていくようだった。

病と生きるということは、多くの不条理を黙って受け入れて生きるということ。数万人に１人の難病という不運をどんなに呪ってみても、現実は何ひとつ変わらない。なぜ彼が、という問いも、虚しいばかりで何の意味も持たない。

これまで必死に努力すれば、どんなことも実現できると思っていた。しかし、手を伸ばせばすぐ届く場所にいる、大切な人の命ですら守ることのできない自分の非力を、痛いほど思い知った。自然の摂理は、そんな生易しいものではなかった。

ただ生きていられること、それがいかに難しく、有難いことか。こうして文字にすれば当たり前のことが、自分の血肉の感覚として理解できるということは、私にとって人生を生き直すくらいの重みがあった。病が治る、治らないという価値観を捨て、与えられた人生を自分たちなりにどう生きていくかを探ることは、これまで目にしてきた風景が変わって見えるくらいの違いがあった。

私事になるけれど、このころから私は日本の死刑制度に関する取材を始めている。あまりの重さにずっと先送りにしてきたテーマだが、今の自分なら取材のスタートラインに立てる気がした。死刑について突き詰めようとすれば、命をめぐる対話を真摯に重ねるしかない。それは私の一生のテーマとなった。

結局、私は林に尽くしているようで、常に林から与えた以上のものを与えられていた。助ける人と、救われる人。その関係は一方通行ではない。救われる人は、助ける人に生きる意味を与える。自分が助けているようで、実は助けられてもいる。林とともに生きるということは、そんな往還を実感する日々だった。

手術の年が明けて、濁った橙色の太陽に小雪の舞う底冷えの日、私たちは入籍した。やわらかな春の日差しに厚い氷が解けていくように、林の体調も少しずつ安定していった。

第3章

移植腎の「実力」

移植腎の「実力」

人は、生きていくために辛い記憶ほど忘れようとする。気づかぬうち記憶の上書きをしてしまう。私自身、林が亡くなって7年の歳月がたつ中で、当時の資料を整理しながら、早くも勘違いしていることが少なくないのに驚いている。

それでも幸か不幸か、私たち夫婦は記録を取ることを習慣とするジャーナリストであった。特に腎移植の手術を契機に、私たちは健康を維持するため、あらゆる医療データを文字化して保存し、折にふれ見直すようになった。

林が毎日細かく書きつけた朝晩の血圧と体重、体温、服薬の内容、尿量、つどの飲水量、ドクターの指示などの記録は、彼が亡くなるまで40冊になった。これが当時を振り返るための基本資料で、文中では「ノート」と記す。

お世話になった病院のいくつかにはカルテの開示請求を行い、膨大な医療データを入手。手元のメモやノートとカルテを突き合わせて事実を確認した。そこから漏れる日々のやりとりは、もう二度と使われることのない5台の携帯電話のメールや画像に記録されている。それらのデータに依拠し、この章では移植腎が廃絶して再透析に至るまでの9年の経緯をまとめていきたい。

手術の翌年の2008年、春先から少しずつ日常が戻ってきた。

術後7ヵ月目の4月6日、日曜日。林は久々に自由が丘のテニスクラブに足を運んだ。1冊目のノートには、「コートに立てた」と、特別に緑色のペンで書きつけている。喜びが滲むような、伸び伸びとした文字だ。

あれほど悩まされた皮膚のかゆみは嘘のように消えた。肌に艶がでて、顔の黒ずみも薄まった。副甲状腺の手術はしなくてすんだ。意外な副作用として「多毛」があった。手術前はジワジワと薄毛が進行していたのに、術後は頭髪の量が増えて白髪も目立たなくなり、ひとりだけ若返った感じだ。

味覚も鋭くなった。何を食べても美味しい、季節ごとに旬のものを食べたいと言うので、私は旬の食材をあちこち探し歩いた。カレーには甘めのすりおろしリンゴを多めに混ぜてほしいとか、肉の部位やドレッシング、ワインやパンの味にもこだわりだして、私の実力を超えるような要求が増えたのには参った。

泊まりを伴う外出を頻繁にできるようになったことで、生活の幅が広がった。透析中は、旅先の不慣れなクリニックで透析をすることには不安が伴うし、外出すればつい飲食の量が増えて体調のリズムを崩してしまうから、取材以外の遠出は避けていた。

初めて東京から出たのは、手術から1年たった8月。私の広島の実家に1泊した。近くの海浜公園まで、歩いて10分足らず。真っ青な空と海に、西日本特有の白い日差しが照り付ける。穏やかな波打ち際で、ふたりして浜辺でズボンをたくし上げ、足だけ海に浸かった。

それから浜辺のベンチに腰掛けると、林は夏の海辺にはあまりふさわしくない、熱のこもった話を滔々《とうとう》と語り始めた。それは「番組」の構想だった。

――国家や国民という概念すらない明治の初期、先人たちはこの国に天皇を頂点とした近代国家としての法制を整えていった。明治の政変を勝ち抜いた辣腕官僚の井上毅、代議士として命がけで立憲主義を貫いた犬養毅、明治天皇と欽定憲法、天皇制と帝国議会、そしてリベラリズムとナショナリズムの相克――。

思うさま一気に語り終えると、彼はこう宣言した。

「俺は犬養毅の生きざまを描いてみたい。これから作る番組は、犬養ひとりを主人公にすることはできないから、NHKを退職したら、犬養毅の小説を書きたいんだ」

そう言って、ちょっと照れくさそうに笑った。

何度思い返してみても、日々の透析で精一杯だったころ、林が「自分の将来」について口にしたことは一度もなかったと思う。遠い海原を眩しそうに眺める横顔は、希望に満ちていた。

腎臓の病には「安静、保温、栄養」が大事といわれる。その言葉どおり、週末に自宅でゆっくり横になっている時間が長いほど尿量は顕著に増えた。この年、一日あたりの尿量は平均200

0㎖、よく出ている。問題のクレアチニンは、入院して点滴をしていると1台まで下がったが、日常生活では常に2台で、数値はとうとう下がりきらなかった。

主治医からは、こう釘を刺された。

「高齢女性のお母さんの腎臓が、働く男性の林さんの行動量に比べると、どうしても小さくて追いつかないという限界があるのでしょう。この数値が、移植腎の『実力』だと思ってください。だから無理をせずに生活することが大事です」

移植腎は長くはもたないかもしれない、そんな不安は常にあって、暴飲暴食は避け、アルコールも最小限。そろそろと用心して歩くような日々だった。

移植患者にとって、日常の風邪予防は大事だ。ちょっとした発熱から容体が悪化して移植腎を失う人もいる。冬場に外出するときは手袋やマフラー、厚手の靴下で「首」といわれる箇所を冷やさぬようにし、貼るカイロで腰や腹を温めた。林はよく喉から風邪をひいたので、寝室の暖房はエアコンからオイルヒーターに替えた。電気代は跳ね上がったが、しっとり部屋が温もり、喉も乾燥しないので重宝した。加湿器は夏も冬も欠かさずつけっぱなしだ。

ステロイドの副作用で、筋肉はごっそり落ちた。筋力を取り戻そうと、毎朝、近所の呑川《のみがわ》緑道を30分ほど散歩した。そのうち軽くジョギングできるまでになった。

呑川緑道は、春になると満開の桜でトンネルができる。透析をしていたころは、「俺はあと何回、この桜を見られるかな」と、しみじみ語る後ろ姿を悲しく見つめたものだ。それがこの年は桜まつりが開催されていると知るや、林はいそいそと出かけていった。慌てて追いかけると、満開の桜の木の下でベンチに腰掛け、小さな紙コップに日本酒、タレのたっぷり付いた焼き鳥をうれしそうに頬張っていた。昼酒がやりたかったみたいだ。ふざけたポーズで満面の笑みを浮かべる写真が今、手元にある。

林と過ごした最後の年の春の記憶があまりに辛く、私は今でも、桜の咲く時期は世間の賑わいとは対照的に気持ちが沈む。それでも移植腎時代は、こんな穏やかな春を過ごすことができていたのかと、写真にしみじみと見入ってしまった。

私自身が変わったことといえば、透析クリニックへの送迎がなくなり、食材の制限も減って、生活にゆとりができた。車のガソリンを常に満タンにしておかねば、という切迫感からも解放された。

透析は大量の水を必要とするので、断水になれば、その瞬間から透析ができなくなる。災害が起きるたび透析患者の死亡が報道されるように、透析患者は災害弱者の筆頭にある。だから不測の事態に備えて車のガソリンは常に満タン。自宅からどのルートで、どの方面に逃げられるか、どこに透析施設があるかを調べてリストを作り、車内には彼の透析データを記載した透析手帳のコピーを常備した。実際、首都圏で大災害が起きれば、車で移動するどころではなかっただろうが、そんな災害に備える緊張感は、いつの間にか消えていた。

2008年中、林は3度の入院をした。下腹部に置いたままの自分の腎臓に痛みが出たり（腎移植をしても自分の腎臓は摘出しないことが多い）、発熱をしたり、術後の生検組織診断もあった。

それでも入院時は外出許可を得て出社し、重要な会議に出ることもできる、その程度の体調悪化で済んだ。日々の透析から解放されて、私たちの時間はまるで2倍速からノーマルスピードに戻ったような感じだった。

念願の番組完成

２００９年が明けると、すべては番組放送日の5月3日に向けて動いていった。

2月上旬、体調を万全に整えて編集作業を迎えたかったのに、不気味な微熱が続いた。身体のだるさもひどい。だいたい体調を崩すときは、数日前から食欲が落ち始める。これがサインのひとつだった。

慶應病院の救急外来に駆け込むと、インフルエンザB型に感染していた。薬だけ処方されて帰されそうになったが、主治医と連絡がつながり、即入院の指示が出た。移植患者にとって感染症は命とりになりかねない。このときはワクチンが効いたのか38℃以上の高熱は出ず、数日の入院で済んだ。インフルエンザには、このあとも何度か感染した。

それにしても毎日同じ家で過ごし、マスクも付けず、夜は目と鼻の先の距離で寝息をたてているというのに、インフルエンザも風邪も、私には一度も感染したことがなかった。薬で免疫力を落としている林には、感染力の弱いウィルスでも簡単にうつってしまうようだった。

3月、編集作業は佳境に入った。午前10時に出社し、帰宅は毎晩12時過ぎ。一転、これまで努めて続けてきた散歩や休息、栄養管理などどこかへ吹き飛んだような灰色の仕事漬けの生活に。

私は日中の時間を自分の取材にあて、深夜11時には必ずＮＨＫの西口玄関前の道路脇に車を停めて待機した。なかなか局から出てこず、人気のない廊下で倒れているのではと捜しに行ったこともあった。体感的に分かっていることだが、こういう時期の制作者というのは妙なアドレナリンが出ていて手がつけられない。

血液検査のデータは正直だ。腎臓の数値はみるみる悪化した。これまで2台を保っていたクレアチニンは一気に3台後半に。尿量も半分以下の１０００㎖にまで減った。体重は1ヵ月で8kgも増え、血圧も安静時に１５０mmHg（以下、略）を超えるようになった。

見かねた主治医から、入院するよう助言された。日中は外出許可を出すから、病院から会社に通ったらどうかとのことで、私はこの提案に飛びついた。しかし林は、入院したら深夜まで仕事ができないからと無視を決め込む。

4月11日早朝、私はこっそり入院用の荷物をまとめて車に積んだ。会社に向かう林を乗せて、行き先をＮＨＫから慶應病院に変更し、有無を言わさず入院させようとした。

午後から検査を経て輸血をし、続けてエスポー（腎性貧血の治療剤）を注射した。少し元気になって病院から出社したが、林は点滴に繋がれる気配を察知して家に帰ってしまった。結局それから2週間、自宅から局に通い、最後の詰めの編集作業にあたった。

局の上層部による試写を経て、ほぼ番組が完成した4月25日、林の顔はパンパンにむくんで体調の悪さは傍目にも明らかだった。ここからの編集は微調整なので、林がいなくとも作業は進む。さすがに彼も観念し、再びの入院となった。

すぐにパルス治療が開始された。12時間おきに6回、ステロイドの投与を行う。ノートを見るとソル・メルコート（副腎皮質ホルモン製剤。免疫反応の抑制）やエスポーの注射も頻回に行っている。

番組が最後の仕上げに向かう一瞬一瞬というのは、制作チームにとってすべての苦労が報われていく、ご褒美の時間だ。ひとりベッドの上で横たわることしかできない姿は可哀そうだったが、編集の最終日には外出許可を得て出社し、仕上げの作業に立ちあうことができた。

5月3日、憲法記念日の夜、ＮＨＫスペシャル「天皇と憲法」は放送された。

林はオンエアの立ちあいで出社していて、私は自宅の居間でひとり緊張してテレビに向かった。派手な場面はないけれど、画面の中にひとつひとつ、丹念な取材が積みあがっていく。腎移植からここまでの道のりを思うと胸に迫るものがあった。

しかしそんな感傷は、最後の場面で一転、嫌な予感に変わった。

番組には林が語っていたとおり井上毅や犬養毅らが登場し、明治憲法や帝国議会の誕生、政党政治の誕生と崩壊、天皇機関説事件、そして太平洋戦争を経て明治憲法の寿命が尽きる終戦で終わった。実際の歴史は、ここから新憲法の下で象徴天皇の模索が始まる。「天皇制」をテーマとするのなら、ここで終われるはずがない。濱中博久アナウンサーの迫力あるラストナレーションも、続編を匂わせるに十分な意味深な響きを帯びていた。しばらくして、予感は的中した。

「続きは２０１５年、終戦70年のＮスペだ。俺は何がなんでもやるからな」

林が、そう言い出した。2015年といえば6年後。果たして移植腎はもつのか。不安を感じながらも、同じ制作者として流れを見ればやむを得ない展開ではあった。家で犬養毅の小説を書くのではなかったの、という言葉は黙って呑み込んだ。

ここでもしNHKを退社しておけば、もう数年は寿命も延びたのではないかと思うことがある。だから、ここからの展開は「移植患者が無理をするとこうなる」という悪例として読むこともできるだろう。それでも私たちは、もし再び同じ選択を迫られるとすれば、やはり同様の道を選んでしまうに違いない。私たちの生きがい、人生の価値は、ゆっくり安楽に過ごすこととは一致してくれなかった。

これも仮の話だが、もし2009年の段階で移植腎が廃絶したら、私なりの覚悟があった。しばらくは透析でつなぎ、結婚後3年が経過した時点で私の腎臓を林に移植する。そうすれば、林は次の番組も乗り越えられるかもしれない。私は自分の健康データを慶應病院に移しておこうと、ほかの病院で行っていた人間ドックを慶應病院の予防医療センターに切り替えた。

しかし現実には、義母の腎臓は息子の中でねばり強く働き続けた。3台に上昇したクレアチニンはそのまま下がらなかったが、夏には体調も、ほぼ放送前の状態にまで回復。林は再び慎重に過ごした。小さなトラブルが起きて年に数度は入退院を繰り返したが、主治医による術後の管理は細やかで、数年は平穏に過ぎた。

一度だけ「低ナトリウム血症」で倒れたことは書いておきたい。常に塩分制限に努めてきた私たちにとって、想定外の出来事だったからだ。

ある日の朝、林が「身体がだるい」と言い出した。熱もなく血圧も平常、バイタルサイン（生命兆候）に問題はない。しかし辛抱強い彼が「だるい」と口に出すということは、かなり状態が悪いことを意味した。会社を休み、昼すぎまで安静に過ごしたが、だんだん動けなくなっていく。少しでも体を動かすと強烈な吐き気をもよおし、表現は悪いが、ホラー映画のように激しく嘔吐する。

私はてっきり脳血管系の疾患と思いこみ、救急車を呼ぼうとした。しかし彼は「救急車は嫌だ」と拒む。マンションの駐車場まで身体を抱きかかえて運び、後部座席に介護用のうがい受けを持たせて横たわらせ、急いで病院へ向かった。

道中は肝を冷やした。道路のちょっとした凸凹やブレーキを踏む振動など、ほんの少し車が揺れるだけで林は激しく嘔吐する。都心の大動脈246号線の左端の車線を、ハザードランプをつけながら時速10㎞、ブレーキをかけぬよう半泣きで運転した。かなり異様な光景だったのだろう、後方から煽られなかったことがせめてもの救いだった。

血液検査の結果、ナトリウムの数値が110mEq/L（基準値137〜147）以下に下がっていた。塩分不足が理由で、あんな激しい症状が出るとは信じられない思いだったが、ナトリウムの点滴を始めて数時間すると症状は嘘のように消えた。

主治医からは、塩分制限を解除するよう言われた。腎不全の影響に加えて、義母も移植手術のあと低ナトリウム血症を起こしているので、もともとの体質もあったかもしれない。この日から完全に塩分制限を止めたが、血中のナトリウムの値はずっと低値で推移した。

母のために

闘病の合間にあった、ひとときの日常について綴ってみたい。

この間、私を驚かせたことのひとつが、林がゴルフを始めると言い出したことだ。剣道一筋、椿三十郎を人生の模範とする彼は、私が車のトランクに積んでいるゴルフバッグを見るたびに露骨に眉をしかめ、「ブルジョアのスポーツなんか、俺はスカン」と言い放った（ゴルフファンには申し訳ない表現だが）。

その林がゴルフを始めた動機は、義母のためだった。義母は若いころ、夫の支店長勤務に付き添って地方を転々とする間にゴルフを覚えた。小さな身体で結構、飛ばしていたらしい。それが70歳を超えたころから筋力が衰え、スコアを大きく崩した。ゴルフ場でのマナーを重視する義父は、義母を連れて行かなくなった。義母は自宅でひとり待ちぼうけ。散歩も億劫だと言い出して、鬱気味になりかけていた。林は自分がゴルフを覚えて、母親をもう一度、青空の下でプレイさせてやりたいと考えた。

言い添えておくと、私のゴルフは形だけ。記者時代、ゴルフ場で政治家から情報を引き出す男性記者たちに「特落ち」させられないために始めたもので、動機が不純だからうまくなるはずがない。スコアは、練習熱心な林に1年足らずで追い越された。

一番喜んだのは、もちろん義母だ。病み上がりの新には負けられないわと、毎週のように打ちっぱなしに通い始めた。週末は私が義父母を乗せてゴルフ場まで運転し、ちょっとした小競り合いも繰り広げながらゆっくりラウンドする。日記の記述を数えてみれば、5年の間、平均で年に10回はプレイしているから、月に1度のペースだ。テニスは続かなかったが、ゴルフは長くプレイすることができた。

北海道や沖縄にも、4人でゴルフ旅行に出かけた。旅行は、私たちなりの両親への恩返しだった。慣れぬコースでスコアはさんざんでも、青空の下をカートで走り、おしゃべりをしながら緑の中を歩くのは気持ちが良かった。旅先に林の先妻の息子（私の義理の息子）が合流し、3世代でプレイをすることもあった。林は母親孝行が長じて、飛距離もグングン伸ばした。私の仕事は、いつも草むらの中で皆のロストボールを探すことだった。

毎年11月、日盛りの空気がひんやり冬の気配をまとい始めると、早慶戦の季節である。林の青春の地、慶應・日吉キャンパスに剣道の早慶戦を見に行くことは、彼にとってとりわけ大切なイベントだった。

昭和54（1979）年11月11日、大学4年の早慶戦は人生でもっとも辛く、もっとも輝いた瞬間だったと何度も聞かされた。その年、慶應の剣道部はすべての大会で早稲田に負け続けた。ことに林は個人戦でも、一度も結果を残すことができないでいた。負けに負け続けた末の大学最後の試合、早慶戦の日が、就職の第一希望だった会社の最終面接と重なった。林は面接を欠席し、人生を賭ける覚悟で日吉の道場に立った。

いざ試合が始まると、序盤からいきなり早稲田に5人抜きを食らう。「また負けか」と空気が重く沈みかけたとき、左上段を得意とする林が生まれ変わったかのような渾身の4人抜き。慶應はそこから一気に怒濤の勝利をつかんだ。林は第44回早慶戦の優秀選手に選ばれた。

人生で辛いことがあったとき、彼はいつも早慶戦を思い出し、乗り越えてきたという。次章以降で綴る透析の苦しみもきっと、そうやって耐えていたに違いない。実は私自身も中高と陸上競技に明け暮れ、倒れるまで練習した口だ。あのころの苦しさを思えば、どんなことでも我慢できる。だから林の気持ちはよく分かる。スポーツに真剣に打ち込んだ経験が共通していたことは、互いにとって大きかった気がする。

しかし。林は私と剣道部の仲間とを、絶対に会わせようとしなかった。「あいつらに何をバラされるか分からない」と恐れていた。青春というのは色々な失態があっておかしくないと思うのだが、その本気の脅えぶりは少し気になった。

2015年の番組が放送されるまでに、東日本大震災が起きた。林は震災や原発関連の番組を何作かプロデュースした。私のデスクも局内の別の部署にあったので、出社も昼ご飯も帰宅も、ずっと一緒。彼の番組リサーチを手伝って、仙台の震災現場をともに歩いたりもして、振り返れば、このころがもっとも充実していた。

林の続編の番組の編集が始まると、前回以上の修羅場になることは間違いない。私はこの間にできることをしておかねばと、自分の番組に集中して取り組んだ。だが、ひとつ困った問題がでてきた。私がＮＨＫで番組を制作すると、どうしても林が乗り出してくる。正式なスタッフに名前を連ねていなくても、私の拙《つたな》さを黙って放っておけなかったのだろう。当然、林自身の仕事もあるわけで、私が番組を作れば彼の負担は2倍になる。テレビの仕事に未練はあったが、そろそろ潮時かもしれないと思い始めたのが２０１２年の暮れ。

ちょうどその時期、私は番組制作と並行して本を書く仕事を始めていた。そこで、思い切って執筆に軸足を移すことにした。テレビ制作を一生の仕事にと思い定め、上京したのは8年前。林と実力が拮抗していれば、現場から簡単には引かなかっただろう。しかし、林の作る番組のほうが明らかに優れていて、後世に残す価値があると確信できたから、決断を下すことができた。

しかし林は、本を書くという仕事に対しては妙に手厳しかった。

「映像は集団作業だ。でも文章というのは、それを書く人間だけのもの。もし君の文章に俺が少しでも手を入れたら、その瞬間に君のものではなくなってしまう。だから取材の相談には乗るが、文章は一行たりとも直さないからな」

そう突き放されて、やや困惑した。手取り足取りのテレビ制作とのあまりの落差がずっと腑に落ちなかったのだが、その理由は彼の死後に分かった。

林の三回忌のとき、彼の中学時代の同級生が、他県に転校した林から届いたという手紙を見せてくれた。そこに、「俺は将来、作家になる」と書かれていた。林にしてみれば、不肖の妻が一足早く、その世界に踏み入れてしまったことになる。

肝嚢胞の追い打ち

2014年3月、ちょっとした「事件」が起きた。

慶應病院の林の主治医が突然、病院を辞めたのだ。

看護師の噂では、院内の教授ポスト争いに敗れて千葉県内の病院に移ったというが、真偽のほどは分からない。主治医のみならず、主治医の助手的な立場で患者の診察や入退院に細かに対応してくれた若手のドクターも一緒に辞めたので、影響は大きかった。慶應病院では暫くの間、腎移植が行われなくなったほどだ。院内の移植患者のほぼ全員が、その主治医と助手のドクターにお世話になってきた。私たちは置き去りにされたような心細い気持ちになった。

主治医は、なんといっても林の腎臓や血管の状態を直に見て知っている。主治医にとっても林は、自分が移植手術を促して執刀した患者だったから、トラブルが起きたときの対応は早く、頼りになった。よほど千葉の病院に付いて行きたかった。しかし自宅からの所要時間などを調べると、定期的に通うのは現実的ではなかった。林の全身状態が悪化していく時期とも重なって、このころから私たちの「漂流」が始まった。

同じころ、林がこんなことをつぶやいた。

「俺の腹、なんか出てないかな?」

林のお腹が少し膨らんで見えることは少し前から気になっていた。下腹部のぽっこりではなく、胸の下から全体が張っている感じで、手でふれると、パンッ、と内側からの圧を感じる。脂肪の少ない身体だったから、お腹だけが目立つ。

慶應病院で、新たに林の主治医となったのは、同じ泌尿器科の若手の医師だった。

腹部の張りの件を相談してみると、

「水分の取りすぎですかねぇ」

という程度で、最初は本気で取り合ってもらえなかった。しかし素人目にも、むくみとは感触が違う。原因が判明したのは、腹部エコーを行ったときだ。肝臓が肥大していた。多発性嚢胞腎の症状が、肝臓にまで及んでいた。

腎臓にできた嚢胞は、すでに腎臓本体が廃絶しているので、癌化する恐れはあっても大きくなることはない。肝臓のほうは正常に機能しているから、嚢胞に栄養や水分が届いて大きくなりやすい。健康な男性の肝臓は１kg少々というが、林の肝臓は、画像からの推定で４〜５kgにもなっていて、腹部に圧迫症状が出始めていた。

このまま肝嚢胞が増え、さらに大きくなっていけば横隔膜を押し上げて呼吸困難を引き起こしたり、食事ができなくなったりする。やがては肝臓そのものが機能を失い、死に至る。それでも肝臓は沈黙の臓器といわれるように、見た目の異様さとは裏腹に血液検査の肝機能の数値はすべて正常に収まっている。

これまでは移植腎のことだけを考えていればよかった。それが突然、肝臓もふくめ二正面の戦いになった。移植腎は失っても透析という手がある。しかし、肝臓は替えがきかない。

私は、林と同じ難病を患う人たちのブログやツイートを日常的にチェックしていた。林と同じく腎臓と肝臓に嚢胞を患う若い女性が、医師から言われたという、こんな衝撃的な言葉を書いていた。

〈この病気は、最後は何も食べられなくなり、餓死するしかない。だから次に入院するまで、しっかり好きなものを食べておきなさいと言われた。〉

彼女のブログは、数年前に更新が止まったままだ。

慶應病院の主治医は、そのうち肝臓の部分切除手術を行う必要があるかもしれないという。しかし大量の出血が予想される手術に、今の移植腎が耐えられるのか。ならば肝臓の部分切除手術を行う前に私の腎臓を移植し、体調を整えてから肝移植を行ってはどうか。いや、再移植した腎臓まで廃絶しないよう、再移植は肝臓の手術の後で……、と堂々巡りになる。

主治医は、私たちが色々と質問しても、突っこんだ話はしようとしない。医学的な情報が彼から提供されることもほとんどなかった。考えてみれば「難病」なのだから、そう簡単に解を提示できるはずもない。

私たちは仕事の合間をぬって、林の診療記録や画像データを持って、移植医療を手がけている大病院のセカンドオピニオン外来を訪ね歩いた。すると林のケースは、肝臓の部分切除は難しそうなことも分かってきた。大きな嚢胞が少数だけなら切除したり、嚢胞の中にアルコールを入れて固定して嚢胞が大きくなるのを止める手術もできる。

しかし林の場合は、小さな嚢胞が広範囲に及ぶ。切除すれば大量の出血が予想されるし、手術が成功しても、嚢胞の増大は止まらない。結局、肝臓移植しか方法がない。

移植手術の実績が豊富な東京大学医学部附属病院には少しだけ期待をしてセカンドオピニオン外来を訪ねたが、この症例の手術には対応できないと断られた。

順天堂大学医学部附属順天堂医院では、若い女性の医師が何を勘違いしたか、「これならうちで手術できますよ」と明るく対応し、ぬか喜びさせられた。2度目の診察で一日中、各科をたらいまわしにされたあと、「やはり、うちでは対応できません」と宣告され、心身ともにへとへとになった。

杏林大学医学部付属病院では、ある治験が好調で、遠くない将来に多発性肝腎嚢胞の新薬が発表できるかもという趣旨の情報をネットに掲載していた。藁にもすがる気持ちでセカンドオピニオン外来を訪ねると、対応した教授は申し訳なさそうな顔で、「あれは結局できなかったのです」と言われた。ネット情報というのは、どうしても時差が出る。なるべく丁寧に情報を更新してほしいものだと思った。

結局、いくら病院に足を運んでみても、最後は気の毒そうな顔で断られるという徒労の繰り返し。だから難病なのだという現実を思い知らされた。そういうとき、帰路の車中は二人とも押し黙ったままで、空気は重かった。

iPS細胞の作製でノーベル賞を受賞した山中伸弥教授に関連するニュースがテレビで流れるたび、林は独りごちた。

「一日でも早く実用化に成功してほしいなぁ。俺には時間がないよ」

不治の病を背負わされた難病患者にとって、再生医療はわずかに残された希望の光だ。しかし、患者の切羽詰まった願いに反して、その進捗のペースはもどかしい。

東京・広尾にある日本赤十字社医療センター（日赤医療センター）のセカンドオピニオン外来を初めて訪ねたのは、2014年のことだ。

この病院の院長は、肝臓移植手術で有名な外科医だった。国内で3例目の生体肝移植を成功させた人で、多発性肝嚢胞の術例も多く、血管をつなぐ手技は神業、術中ほとんど出血をさせず、予後もずば抜けて良い、との評判で知られていた。NHKで2007年、「プロフェッショナル」という番組の主人公として特集されたこともある。

高齢で小柄だが、目つきは鋭い。私たちが診察室に入ると挨拶もなく、二人の体格に一瞥をくれた。すぐパソコンに向かい、林のデータを食い入るように無言で眺めた。

暫くして視線をこちらに移すと、早口でまくし立てるように言った。

肝臓と腎臓を同時に移植する「肝腎同時移植」しか手はないでしょう、やるなら私が執刀します、前例はあります。慶應で？　それは無理でしょう、体力のあるうちに手術したほうが予後は良いが仕事は休めますか？　お金も結構かかりますが用意はできますか？　ドナーの心当たりは？　と矢継ぎ早の尋問。

ドナーについては、「肝臓でも腎臓でも、私が提供します」と即答した。するとドクターはさらに鋭い眼でこちらを探るようにうかがい、

「奥さん、ドナーが1人という例は過去にないことはないが、腎臓も肝臓も両方取れば、貴女の寿命も10年は短くなりますよ、それでもいいですか」

「もちろん覚悟のうえです」

そう答えてはみたが、初対面の場で、しかも短い外来の時間に、手術日まで即断できるはずもない。私たちは説明だけ聞いて、改めて出直すことにした。

後日、慶應病院の診察日。若い主治医に日赤医療センターでのセカンドオピニオンの内容を報告した。主治医は日赤のドクターの存在はよく知っていたが、「肝腎同時移植」という言葉に「そんなこと、できるんですか！」と目を点にしていた。

海外では普通に行われる肝腎同時移植だが、国内で術例は多くない。それでも当時の私たちにとって、肝腎同時移植の話は「最後の手段」として心にしまわれた（肝移植学会のアンケート調査では、国内で２０２０年までに脳死者から30例の手術が行われている）。


このころ林は、人生の幕引きを意識していたのか公私ともに大車輪で動いた。いきなり「家を建てる」と言い出したのには頭を抱えた。狭くても駅近のマンション暮らしが気に入っていた私は、面倒な一軒家などごめんだった。「普請疲れ《ふしんづか》」という言葉があるように、意中の番組を放送する前に体力を奪われてしまっては元も子もない。

ある晩、彼は、一軒家に大反対の私に反論を言いたいだけ言わせた後、ぽつりと一言、決め台詞を放った。

「俺は、このマンションで死にたくない」

結局、あちこち物件を見て回り、林の両親が暮らす隣町にささやかな土地を求めた。

両親のどちらかが一人になったら共に暮らすことを考えてのことだ。義母は大喜びで、まだ家も建っていないのにひとりで何度も土地を見に来た。その姿に、これで恩返しができるのならと、私も渋々、自分を納得させた。

空き地のまま年を越すと固定資産税が跳ね上がるので、平日は仕事、週末は家の設計という生活になった。小さな家だが、林は設計を練りに練った。建屋の設計から部屋の配置、フローリングの木の種類にドアのデザインまで、次々にアイデアを出した。そういう作業に無関心な私の態度に毒づきながら、照明や壁紙の色までも細かくデザインした。

中でもこだわったのが書斎だ。

「恵子は、集中したら病室でも電車でもファミレスでもどこでも書けるだろう。でも、俺には部屋がいるから」

というアンフェアな理由で、私の書斎は台所前のささやかなワークスペースと書庫。彼の書斎は2階の一番広い部屋に陣取った。壁には埋め込み式の重厚な書棚をびっしり作り、大きなデスクを2つ、L字形に繋げ、まるで大作家のような構えだ。

書斎のすぐ前に植える庭木については、わざわざ植木業者を呼んで注文した。

「ここだけは、生長の速い木をお願いします」

私は「生長の速い」という彼の言葉にドキッとした。

「3年もすれば、2階の窓を追い越しますよ」

業者が太鼓判を押して選んだのは、カシの木だ。デスク越しの窓の外に青空が広がり、若いカシが柔らかに枝を揺らす、そんな光景を想像した。彼にとってこの家は、将来作家になるという中学時代からの夢を叶えるための人生最後の舞台だったのだろうと、今なら思える。

命を削って

2015年4月18日、林が企画したNHKスペシャル「日本人と象徴天皇」は無事に放送された。それまでの数ヵ月のことは、もう思い出すのも辛い。

前年から貧血がひどくなり、月に1度は輸血が必要になっていた。番組の編集が佳境に入ると、輸血は毎週になった。朝一番に慶應病院で輸血をし、そこから出社する。私は前回と同様、毎晩、NHKの西口玄関に車を停めて彼を待ったが、帰宅は常に午前2時をまわった。終戦までを扱った前作に比べ、今作はまさに現代に続く話で、局内では政治的にも神経を使う交渉が続いた。

真夜中、薄暗い西口玄関から歩いて出てくる姿は弱々しかった。車に乗りこむと助手席に沈み込んで小さくなる。私が用意したゼリー状の湯たんぽを抱きしめ、その日の編集の具合をポツリポツリと語りだす。

前作のときは一方的な独演会になったものだが、このころはよく、

「で、恵子はどう思う？」

と、珍しく私に意見を求めた。それがどこか悲しかった。

本来なら否定的な意見をガンガンぶつけて揉みこまねばならないところだが、議論などとても吹っ掛ける気にはなれなかった。

家に着いてソファに倒れ込むと、しばらくは動けない。顔はむくみ、脚はパンパン。膝から下は象の脚のようで足首もない。いくらオイルでマッサージをしても追いつかない。少しでも興奮を和らげて睡眠がとれるよう、私は必死に手を動かした。長く生きることよりも、仕事する道を、私たちは選んだのだ。今さら後戻りはできない。とにかく番組が完成するまで彼を倒れさせてはならないという一心だった。

このころ、移植腎は最後の踏ん張りを見せていた。クレアチニンは3台後半を辛うじて維持していて、尿量も700~800㎖前後。しかし、タンパク質の代謝によって体内に溜まる老廃物を示すBUN（血中尿素窒素）の数値は徐々に悪化し、70 mg/dL（基準値8~20）前後で高止まりしたまま。透析の再開を考える段階が徐々に近づいていた。

なんとか無事に番組が放送されたあと、すぐに退職すると思っていたら、彼はそこからさらに1年粘った。今度こそ退職を強く促したが、聞く耳は持たない。60歳までは勤めたい、そんな気持ちがあったのかもしれない。新しい企画書も何本か書いたが、現実は這うように出社し、デスクに座っているだけで精一杯という風だった。

2016年が明けると、移植腎は悲鳴をあげた。

クレアチニンは5台、BUNに至っては100mg/dL 以上に上昇することもあった。尿は7

00㎖前後出ているが、倦怠感や息切れがひどい。もっと早く透析を再開していれば予後は違ったかもしれないが、主治医は言いにくそうにしているし、林もそれを口にすることを避ける。透析再開の決断は、気持ちのうえで簡単なことではなかった。

西南戦争の現場

退職月の3月、林は有給休暇を取って、突然、取材に出たいと言い出した。

行き先は、犬養毅が若き日に従軍記者として駆け回った、西南戦争の戦場跡。冗談じゃない、死ぬつもりかと言いかけたが、西南戦争が勃発したのと同じ季節の今、どうしても現地を見ておかねばならないという。彼の目線はテレビ制作から小説の執筆へと移っていた。そうして自分を奮い立たそうとしていた。

犬養毅といえば人々の頭に浮かぶのは五・一五事件くらいで、若き日に記者として西南戦争の現場にあったことを知る人は少ない。しかもそこで、のちに国政を動かす明治の将軍たちと出会っている。本の冒頭で描くのにうってつけの場面だ。小説とはいえ、テーマは歴史的事実。正確な原稿を書くには、現地の山や川などの地形そして位置関係を頭に叩き込む必要がある。そこで1泊だけという条件で、出かけることにした。

林は少し動いただけで息があがるので、自宅から羽田空港までは自家用車、熊本空港からもレンタカーと、歩く距離をなるべく少なくした。

翌月、大地震に見舞われることになる益城町を横目に、市内中心部に入る。背後には重要な戦場となる熊本城。そこからの距離を背中に意識しながら、国道3号線を北上していく。天気が良いことだけが救いか、いや、西南戦争は雨のシーンが多いから、いっそ土砂降りになってもいいね、などとつい放言してしまう自分が嫌になる。

植木、田原坂、吉次、木留、向坂、そして山鹿周辺の古戦場を順に訪ねていく。林は助手席で座位を保つのがやっとで、ほとんど車から出てくることはできない。車から見渡すことのできない現場は私がひとりで出向き、さまざまなアングルから写真を撮影、車内でタブレットを使って、犬養が現場で綴った当時の新聞記事と付き合わせた。

特に田原坂付近は、当時の地形が意外なほどしっかり残っていた。官軍の陣地や薩摩軍の堡塁《ほうるい》が築かれた場所、砲台が置かれたエリアから戦闘現場までの距離や視界、犬養が踏破した主要道路の傾斜などがかなりリアルに実感できて、私はだんだん楽しくなってきた。これまで紙の資料の上だけで理解していた戦闘が、まさに目の前で立体的に再現できる感じだ。

林は時々、車から這い出してきては、壁や樹木に刻まれた当時の弾痕を食い入るように見つめ、必死に写真を撮っている。少し動くとハァハァと息があがり、また助手席に倒れ込む。私もよせばいいのに、

「この現場は、向こう側の丘から見たら、もっと傾斜が分かるんじゃない？」

などと言って、ついあちこち動き回ってしまう。

途中、車のナビが狂って山の奥深くに迷い込んだ。細い道の突き当たりの窪地には、官軍に追い込まれた薩摩軍の血の色に染まったという湧き水が溜まっていた。朽ちかけた案内板が、凄惨

な当時の様子を伝えていて、兵士たちの恨み言が聞こえてきそうだった。この現場は、のちに彼の原稿に表れた。やはり取材は楽しい、だから困る。

２日間、ほとんど満足な食事はとれなかった。いつ倒れても不思議ではない旅程をなんとかこなして、本当に倒れかけたのは帰路のトイレだ。熊本城前の駐車場で慌てて公衆トイレを借りたときのこと。

林がトイレに入ったきり、なかなか出てこない。心配でドアの前で待っていると、ポケットからガシャーン、と携帯電話やペンが落ちて床を転がる派手な音が響いた。慌てて「大丈夫⁉」と声をかけると、彼は使い慣れない和式便所で立てなくなっていた。トイレには立ち上がるための手すりひとつない。私は慌てて彼を抱き起こした。

「まさか、トイレで遭難しかけるとは思わなかったよ」

助手席に戻った林は目をつぶったまま、自嘲気味に笑った。

脚の筋力が衰えた者に、和式便所は難敵だ。昔のお年寄りたちはどうやって生活していたのだろうねと話をするうち、トイレで難渋する自分たちの滑稽さに大笑いした。それも空港に着くころには吐き気がこみあげてきて、体調はどんどん悪化していく。もう楽しいのか、苦しいのか、哀しいのか、訳の分からない旅だった。

――人生は近くで見ると悲劇だが、遠くから見れば喜劇である。

チャップリンの有名な言葉だが、私たち夫婦の人生はまるで逆。難病を抱える大きな悲劇の中にありながら、クローズアップで見れば喜劇の連続だった。いや、小さな喜劇を必死に探し出し、死へと向かう恐怖をやりすごしていたのかもしれない。

熊本から帰ると、尿がほぼ止まった。何も食べられない。下痢もひどい。尿毒症は顕著で、これ以上ねばるのは無理だった。翌週3月25日の診察で、クレアチニンは7・08mg/dL、BUNは124・8mg/dL。その場で、透析を再導入するための入院日を決めた。

入院までの数日はまたも大忙しだった。NHKから荷物を引き揚げねばならず、週末に2日がかりで作業した。私が走り回る脇で、彼は名残を惜しむかのように自分のデスクにじっと座っていた。人生の大半を過ごした職場を離れる寂寥感は、私も経験したから理解できる。気持ちを切り替えるには時間が必要だ。

だが私にとって林の退職は、待ちに待った瞬間。これでもう、編集室にいる彼の様子を心配することもない。これからは、どんなことがあってもそばにいられる。私は嬉々としないよう努めながら、デスクのまわりに溜まった大荷物をガンガン処分した。

再透析

4月2日、9年間働いてくれた義母の移植腎と別れを告げた。

慶應病院に入院し、下痢止めの抗生物質の点滴を受けながら、透析を再開した。

まずは血流の速度を落として、3時間からまわし始める。左前腕のシャントは9年ぶりの出番だ。これまでも自宅で定期的にシャントに聴診器をあてては血流をチェックしていたので、問題なく穿刺することができた。

役目を終えた移植腎はトラブルが起きない限り、そのまま下腹部に置いておくので摘出手術はしない。こうして透析の導入期間は中2日の間隔をおき、少しずつ通常の4時間透析にもどしていく。腹部の膨満感は相変わらず酷かったが、主治医は肝嚢胞のことには一度もふれようとしなかった。

今回の入院で行うのは、透析の導入まで。次週、退院するまでに、自宅の近所で維持透析を行うクリニックを探さねばならず、その下見にも追われた。

林はずっとふさぎがちだった。長年勤めた職場を離れ、制約の多い透析生活がまた始まることを思えば、その心中は察するに余りある。私がひとりしゃべっても空回りで、真っ白な病室は重苦しい空気に満ちていた。

そんな雰囲気が一転したのが、4月6日午後――。

点滴を受けている林の隣で新聞各紙に目を通していると、私の鞄の中で携帯電話がブルブル震えた。大宅壮一ノンフィクション賞の受賞を告げる一報だった。

大宅賞は、ノンフィクションを生業とする書き手にとっては特別な賞だ。受賞した『原爆供養塔』は、取材で壁に突き当たるたび林に相談をし、唸りながら仕上げた作品だった。前月、最終候補に残っていると連絡はあったが、この間のドタバタで私はすっかり今日が選考日であることを忘れていた。ベッドに横たわっていた林は電話のやりとりを聞いて事情を悟り、半身を起こした。同時に小さく「ヨシッ」と発して、大げさなガッツポーズをしてみせた。

林が番組制作で苦労している最中にも、私の執筆活動は順調に進んだ。林よりはるかに知識も思考も浅く、文章は下手、大した実力もない。なのに、なぜか受賞が続く。そのことに、どこか後ろめたさを感じていた。

直木賞作家どうしの小池真理子さんと藤田宜永さん夫妻の書かれた文章に、似たような夫婦の葛藤が吐露されているのを読んだことがある。同業の夫婦になら、この複雑な気持ちを理解してもらえるだろうか。それが林の思わぬガッツポーズ姿を見て、これまでの杞憂が吹き飛んだ。彼も喜んでくれている——。

すぐに受賞発表が行われる記者会見場に向かわねばならなかった。林はここしばらく見せたことのないような晴れやかな笑顔で、いつもの毒舌を放った。

「さぁ、行ってこい。下手くそなスピーチだけはするなよ」

とりあえず病院のコンビニで眉墨を買い、トイレで眉だけは描いた。毛玉だらけのニットに洗いざらしのジーンズ、髪は起きたきり櫛でとかしてもいない。私たちの人生は、やはりクローズアップは喜劇のようだった。

会場に着くと、文藝春秋社の編集者の林暁さん、武藤旬さん、下山進さん（現在はノンフィクション作家）が勢ぞろいで待ち構えていた。

「堀川さん、どうしてそんな汚い格好してるの⁉」

下山さんのすっとんきょうな裏声に、思わず噴き出した。

控え室で出番を待った。会見場では一足先に、選考委員長の片山杜秀さんが受賞理由を読み上げている。またも鞄の中の携帯電話がブルブル震えた。

一瞬、林に何か起きたか、と肝を冷やしたが、見知らぬ番号の主は、私の日本記者クラブ特別賞受賞が決まったと告げた。記者出身者にはこの上ない栄誉だ。再透析に向けて苦しいばかりの日々が続いた。そして、これからまた過酷な透析生活が始まる。このタイミングでの連続受賞は、見えぬ誰かに活を入れられているような気がした。


記者会見を終えて、ラッシュの人混みに揉まれながら、また林の元へと急いだ。

地上に上がった電車の窓に、月は見えない。ＪＲ信濃町駅で降りて、階段を一段飛ばしで駆け上がる。慶應病院前の交差点は帰宅を急ぐ人の波であふれ返っていた。駅へと向かう人の流れに抗うように、ひとり夜の病院へと歩を進める。

横断歩道から病棟を見上げると、10階の林の病室に小さな灯がともっていた。

仲間たちと最後の夜

４月12日、退院の翌日。

林がＮＨＫを退職して、たった一度きりの送別会が開かれた。

透析を再開して、まだ食事もままならぬときから、林はこの会にだけは絶対に出席したいと言い張った。組織の上層部の人たちとの会合は早々に断ってしまったのにである。

この集まりを企画してくれたのは、林のディレクター時代からの盟友で、数々の番組を共にしてきたフリージャーナリストの酒井裕さん。酒井さんは、林が子会社に部長として出向していた時代の仲間たちに広く声をかけてくれた。濱中博久アナウンサーは、店の椅子のクッションが林が座れる程度のものかどうかを確かめるため下見までしてくれたと聞いた。

その日、林は早めに送別会の会場近くに車を停めて、体調を整えたいと言った。駐車場から店までわずか徒歩1分だが、透析を再開してから初めての外出。ちゃんと歩けるか不安だっただろうし、弱りきった姿を皆に見せたくないと思っていたにちがいない。

約束の時間がきて、車を降りた林は、意外にスタスタと歩き始めた。私は、その後ろ姿を見て肩の荷が下りた気がした。

会場には、林の無二の戦友で編集者の吉岡雅春さんはじめ中堅のディレクターたちが待ち構えていた。林が企画開発をした番組のスタッフロールで繰り返し名前を目にしてきたテレビ界の猛者たちだ。

2時間余、アルコールだけはお預けだったが、ご馳走を堪能し、たくさんしゃべり、たくさん笑った。痩せた頰に刻まれた影は隠せないが、数時間前とは別人のような明るい姿だった。

――ああ、この人はこれまでも、こうしてギリギリのところで踏ん張って生きてきたのだ。出会ったころ、大勢のスタッフを率いて現場を動かしていた雄姿が思い出されて、私はひとり胸を熱くした。どんなに多くの、どんなに偉い人が集まるパーティよりも、この夜の温かな集まりこそ林のテレビ制作の最後のシーンにふさわしいと思えた。

会が終わりかけたころ、あるディレクターが思わぬ話をきかせてくれた。

「林さんが堀川さんと初めて番組を作られたとき、すごいインタビューをとってくる女のディレクターがいる、あいつが作る番組は必ず見ておけ、って言われたことがあるんです。林さんがそんな風に人を褒めるなんてビックリして、あとでお二人が結婚されたと聞いたときは、なるほどって頷きました」

私は林からまともに褒められたことが一度もない。振り返れば私は、ただ林に認めてもらいたくて仕事を続けてきたのかもしれない。

思わぬ話を暴露されて、林はバツが悪そうな顔をして座っている。わが愛する夫の顔を大げさに覗きこみ、

「それ、ホント？」

とふってみると、林はシラを切った。

「さぁ、そんな昔のことなんか、覚えちゃいないな」

テレビの神様は、林がテレビの仲間たちと過ごす最後のひとときに、私にまで特大のご褒美をくれた。

林は37年にわたる制作者人生に、ようやく幕を下ろした。これからは私たちなりの遅々とした歩みで、組織の仕事に追われることなく、ゆっくり執筆を進めながら生活を再建するつもりだった。このとき、私たちに残された時間がわずか1年余であろうとは想像すらしなかった。

第4章　透析の限界

「しっかり食べて、しっかり引く」

2016年4月、透析を再開して、夏ころまでは穏やかな時間が過ぎた。

わが家から車で20分以内の距離には、6軒の透析クリニックがあった。このうち3軒を見学し、最終的に選んだのは、自宅から一番近い、車で7分のクリニック。週に3度の通院となると移動の疲労は大きく、距離を優先させた。

開業して二十数年、町中の30床足らずのこぢんまりしたクリニックだ。2階の透析室の西側には広めの窓が道路に面していて、林は室内が明るいことが気に入った。以前通っていた渋谷のクリニックと比べると、スタッフが若い。ホームページに掲載されていた高齢の院長は、私たちが通院していた1年余で1度だけ回診に来たが、普段は若手の男性医師がひとりの体制だった。

初めてここを訪ねたとき、スタッフの中でリーダー的存在だった男性技士から聞いた説明は意外なものだった。

「最近の透析は、林さんが受けられていた10年前とは、考え方が大きく変わっています。もちろんカリウムやリンは制限をしなければいけませんが、タンパク質を制限しすぎることで、患者さんが痩せ衰えるフレイルとか、健康寿命が保たれないことが問題視されるようになっています。今は、しっかり食べて、しっかり（透析で）引く、こういう方針です。林さんはまだお若いから、心配いりません」

透析業界には思わぬ変化が起きていた。

あれもこれも制限したのは、今は昔。これなら月に数度は美味しいものを食べに行けるかもしれない。透析再開に不安だらけの中で、ほんの少し前に向けそうな気がした。今から考えれば、「しっかり食べて、しっかり引ける」のは、「しっかり透析をまわせる身体」であることが大前提なのだが。

透析のルーティンは、月・水・金の午後に決めた。食事も水分摂取も、私たちにはコントロールをして生活した経験があったので、問題なく対応できた。以前に比べて林の食事量は減っていたし、退職して余計な会合に出る必要がなくなったことも幸いした。

ノートを見ると、ドライウェイトは57kg、前の透析時から6kg減っている。毎回、体重の増加は2kg前後で推移した。多いときでも2・8kg増で収まっていて、増えた分は毎回しっかり引き切ることができている。リンやカリウム、塩分も正常値で、状態は安定しているように思えた。

これからは家から透析に出かけ、また家に帰ることができる。勤めながらの過酷な日々とは環境も大きく変わった。

「こういう生活だったら、続けられそうだな」

4月の終わり、透析の帰り道に助手席の林が安心したようにつぶやいた。

車窓に流れる桜並木は、慶應病院に入院している間にすっかり花を散らし、もう新緑が萌え始めている。この間も肝嚢胞による腹部の膨満感はひどかった。私たちは新しい情報をネットで見つけるたび、関東圏の病院を訪ねてまわったが、いつも徒労に終わった。肝嚢胞のことよりも、まずは透析を安定的にまわすこと、それが最優先だと思って気を紛らわせていた気がする。


5月、林は衰えた体力を回復させたいと、散歩を再開した。

のんびり歩くのかと思ったら、近所でいちばん急傾斜の坂のあるコースを選んだ。約40分の道のりで、散歩というより歩行訓練だ。彼は一度やると決めると実行する。私が家事や仕事に追われて面倒くさがっても、午前9時になるときっちりテレビを切り、「俺は行くぜ」とプイと出て行ってしまう。私はいつも「待って、待って」と彼を追いかけて家を出たものだ。

念願の「犬養毅の小説」の執筆にも着手した。書斎の書棚には、10年がかりで集めてきた資料そして250冊を数える参考文献や論文がそろった。1ヵ月に1章ずつ書き上げていけば、翌年には出版できるはずだった。

執筆は、透析のない火、木、土曜日。朝の散歩から帰ると、そのまま2階に上がり、昼食をはさんで夕方まで書斎にこもる。窓の外に枝を揺らせているはずのカシの木は、植木職人の言葉とは裏腹にほとんど生長せず、なんとも頼りない。

犬養毅は、一筋縄でいくような相手ではなかった。犬養は、自分に不都合な記録はことごとく残しておらず、重要な時期の資料を欠く。明治維新以降の政治の流れは激しく、登場人物の思考も右に左にアクロバティックに転回する。ナショナリズムとリベラリズムがモザイクのように入り組み、何を拾い、何を捨て、どう物語を組み立てるか、林は構成の難しさに頭を抱えていた。

そこでお楽しみを作ろうと、1章、仕上がるごとに伊豆方面に1泊で出かけることにした。東名高速を飛ばして小田原厚木道路、西湘《せいしょう》バイパスから真鶴《まなづる》道路、そして熱海ビーチライン。左手に荒々しい岩礁が見えてくれば目的地は近い。

宿に着くと、書きあげたばかりの原稿が私に手わたされる。このときばかりは、林もちょっと緊張しているように見えた。最初の読者の発言は、書き手に大きな影響を与える。私は原稿を注意深く読みこみ、慎重に言葉を選んで意見を交わした。帰路の車中もあれこれと議論を続ける、刺激的なひと時だった。

初夏、車窓には遠く初島がかすみ、房総半島がよく見えた。果てしなく遠い海原に真っ白なフェリーが航跡を残し、その先、海と空は一体になる。林と犬養毅を巡る思い出には、なぜか夏の海がつきまとう。私がはしゃぐそばで、助手席の林はいつも黙って遠くを見つめていた。車内のBGMの定番だったキース・ジャレットを、私はその後一度も聴くことができないでいる。

クリニックの医師は、とてもソフトな感じで人当たりがよかった。

医師の雰囲気が明るい、というのは、気が滅入ることの多い透析患者にとって大事なことだ。

数年前まで住宅メーカーで営業マンをしていたのが、脱サラして医師免許を取ったという。難病の患者を診た経験はないだろうと、私は少し不安に感じた。

あの先生、大丈夫かな、と林に問うと、

「ちょっと経験不足な感じはあるけど、医師で、上から目線じゃなくて普通の会話ができるってだけでもいいよ」

そんな風に受け流した。確かに透析患者と家族にとって、透析クリニックはまさに命を繋ぐ場所。なるべく穏便に、心地よく過ごし、余計なトラブルは避けたい。

しかし、この医師は、相談ごとを口で伝えても「様子を見ましょう」としか言わなかった。口頭ではダメだと思って、気になることは短いメモにして手渡すようにしたが、対応はさして変わらなかった。そのメモのデータが今、私のパソコンに保存されている。最初の異変は5月中旬のことだ。

透析を再開してひと月、これまで高めに推移していた血圧が顕著に低くなってきた。上が150前後あった血圧が、110に届かない。透析中に全身の「筋肉痛」を訴えるようにもなった。クリニックのベッドのマットでは体が痛くて4時間も耐えられないというので、低反発のマットを購入。透析のたび、自宅から担いでクリニックに運びこんだ。これが結構な力仕事で、同じようにマットを使う高齢の患者さんの家族と、マットを常置させてもらえないのは辛いですね、と慰め合った。

血液のデータをよく見れば、もともと低めだったヘモグロビン（Ｈｂ）の数値（男性の基準値

13〜16・6g/dL）が、ひと月で2以上も減って8台に下がっている。血小板にいたっては3台前後（基準値14万〜34万/μL）。血小板がこんなに激減したのは移植腎を失って初めてだった。透析は毒素や水分を引くことはできるが、造血や血圧の調整、骨代謝といった腎機能までは補うことができない。義母の小さな腎臓が酷使されながらも一生懸命、働いてくれていたことを改めて痛感した。

8月15日以降、37℃後半の熱がダラダラ続くようになった。発熱はこれまでも異変の端緒であることが多かった。血液検査を見ると、腎臓の数値に異変はないが、体内の炎症を示すCRP（C反応性タンパク質）が時々、4〜5台（基準値0・2mg/dL以下）にまで上昇した。

医師は、血液検査のデータを見ながら、

「お仕事も頑張られているということですから、お疲れがたまっているんでしょう」

と、解熱剤を処方する。

微熱がインフルエンザなど感染症の初期症状だったらいけないということで、透析室の隅の隔離用ベッドで透析をするよう指示されたこともあった。

どうも調子がおかしい、このままで大丈夫だろうかと技士に相談してみても、

「林さんはお若いから大丈夫ですよ」

そんな決まり文句で流されるのが常だった。

透析中の低血圧は喫緊の問題になりつつあった。上が110くらいの状態で透析を始めると、

すぐ90以下にガクッと下がってしまって透析をまわせなくなる。とにかく最初の数分が肝だった。透析を開始すると、まずダイアライザー（ろ過装置）の中に約80㎖、そこに至る回路に約50㎖の血液が入るため、いきなり１００㎖以上の体外循環（脱血）が必要になり、一気に血圧が下がってしまう。

ベッドの足の部分を上げてみたり、ホットタオルで温めたり。それでも血圧が上がらなければ技士に相談して、数分ほど透析を空まわし（除水せずに透析をまわすこと）してもらって血圧が戻るのを待った。それでも年内はまだ、あれこれ手を尽くして何とか4時間、最後まで透析を続けることができた。

林は細かなケアを私以外の人には何ひとつ頼もうとしない。苦しくてもじっと耐える。このクリニックは穿刺が終わって透析がまわり始めると、技士や看護師が奥の部屋に引っ込んでしまい、透析室から姿が消えることがあった。私は林をベッドの上にひとりきりにしておくことが怖くて、透析中も付きっ切りになった。

クリニックの体制に不安を感じ、一般病院の中で維持透析を行っている施設を何件か見学して回った。自宅から少し離れるが、ある病院では、大勢の看護師や技士が作業にあたり、医師が常に透析室にいた。林を説得しようと、その病院の駐車場から玄関、透析室までの動線などを1枚にまとめて見せてみた。

「今さらクリニックを変える気はないよ。また新しいところで一から挨拶して透析を始めるなんて、耐えられないよ」

林は、日々の透析を受けるだけで精一杯だった。私は、何かが差し迫ってきていることを感じながら、ひとりでジタバタしていた。

人相が変わる

看取りの現場で働く医療関係者は、患者や利用者の表情の変化から、死期がなんとなく予想できるという。私にも覚えがある。林の顔つきが少しずつ変わっていくように感じていた。具体的に表現することは難しいのだが、敢えて書けば目がしぼんで、生気が薄れていく、という感じで、確かに人相が変わるのだ。改めて当時の写真を見てみると、その兆しは再透析になって間もなく現れている。

微熱が少しおさまった9月上旬、林が透析から帰ると唐突に言いだした。

「明日の夜、神宮球場に野球を見に行こうぜ」

彼は根っからの野球ファンだ。プロ野球70年の節目の２００４年には、ＢＳ放送で全11話のシリーズ番組「よみがえる熱球」を企画し、往年の名選手に自分でインタビューをしてまわった。それに飽き足らず自ら原稿を書き、本まで出した。熱狂的な阪神ファンだが、このころは日本ハムの大谷翔平とヤクルトの山田哲人に入れ込んでいた。その山田を生で見てみたいと言う。

その夏も猛暑が続いていた。私が「もう少し涼しくなってからね」と軽くいなそうとすると、彼はきっぱり言った。

「行けるときに行っておかないと、もう、いつ行けるか分からんぜ」

体調の変化は林自身がいちばん感じていたのかもしれない。

その日も日中は30℃を超えた。小型のクーラーボックスに氷や飲み物、濡れタオルをいっぱいに詰めて、林の首に保冷剤を巻きつけ、夕方から万全の準備で出かけた。

球場入り口のすぐ前に身体障害者用の駐車場が用意されていて、歩く距離は最低限で済んだ（透析患者の多くは第1級障害に該当する）。しかしエレベーターの位置がよく分からず、結局、彼のお尻を押しながら長く古い階段を上らされた。考えてみればこのころは散歩も続いていたし、そういうことがまだ自力でできていた。

この年のヤクルトは優勝争いに絡んでおらず、一塁側の前方に座ることができた。山田の快音は一度も聞かれなかったが、その俊足ぶりは間近に見えた。林は試合を観戦するというより、愛おしそうにグランドを見つめていた。

帰り際、小さなアクシデントが起きた。私が薄暗い駐車場でつまずいて、派手にころんでしまった。両手に大荷物を抱えていたので手がつけず、不様に全身で着地して傷だらけ。その姿態を後ろから見ていた林は、ちょっとショックを受けたようだった。私が風呂上がりに膝の傷を消毒していると、申し訳なさそうに言った。

「今日さ、恵子が派手にずっこける姿を見てさ、ああ、俺はこれまで恵子のことをスーパーマンだと思ってきたけど、やっぱり人間なんだなぁって思ったよ。なんでもかんでも恵子任せにしてきたけど、俺もできることはやらなきゃな」

出会ったころ、林はとにかく歩くのが速かった。会社からの帰り道、二人で渋谷のデパ地下で混雑のなかを買い物するときも、よく姿を見失った。「ちょっと待ってよ」と、何度文句を言って追いかけたことか。それがいつころからか、先を歩くのは私になった。

２０１６年中の透析の記録をノートに見ると、毎回、ドライウェイトから増加分の平均２kgはきっちり引くことができている。食事も量は少ないながら、朝昼晩、ちゃんと食べている。血圧以外の日々のバイタルに大きな異変は見当たらない。

それなのに散歩はしんどくなって、急坂から平坦なコースに変えた。距離もうんと短くなり、歩くペースも、私が合わせて歩くのが難しいくらい遅くなった。明らかにどんどん弱っていく。

年末に向けて、執筆のペースもガクンと落ちた。階段に両手をついて這うようにして書斎には上がっていくものの、1〜2時間すると下りてくる。座っていられないのだ。新たな章が書けたという報告も途絶えたまま。まだ明治時代が終わったところで、予定の半分にも達していない。

――小説は、もう間に合わないかもしれない。

嫌な予感は的中しそうな気がした。せめて彼の設計したとおり、カシの木に書斎の窓からのぞいてほしかったが、それも叶いそうになかった。

大晦日のことは忘れられない。ふたりでリビングのソファに座り、フルトヴェングラー「バイロイトの第九」を全楽章、聴いたときのことだ。

この録音盤を聴くことが、私たちの年末の恒例行事だった。政治と芸術の距離、ヒトラーとの関係に苦しみ抜いた指揮者フルトヴェングラー。1951年、大戦後に初めて再開したバイロイト音楽祭で魂を込めて指揮をふるった伝説の録音盤。これが実はリハーサル音源だったことが確定的になるのは林の死後のことだが、私たちはバイロイトの物語に感銘し、この名盤に入れ込んでいた。

この日の夜、林は座位を保つことすら苦しそうだった。身体を前のめりにしたり、ねじったりしながら、なんとか1時間超の全楽章を聴き終えた。演奏が終わると、うつむいたまま小さく口を開いた。

「俺はさ、今まで、『第九』に第三楽章はいらないと思ってた。第一楽章からの勢いで、最後まで一気に突き進んだほうがいいんじゃないかって。でも今夜ようやく、この楽章がある意味が分かったような気がするよ……」

第三楽章は、それまでの楽章とうってかわって静かで穏やかな響きに変わる。ホルンの重層的な音色は、神への祈りを啓示するようでもある。クラシックを聴き慣れない人なら、だいたい寝落ちするところだ。その第三楽章の意味が、彼はようやく分かったと言う。プロの音楽家には笑われるかもしれないが、私にはまるで、夫婦として穏やかに過ごした日々を追憶しているかのように響いた。

さらに翌日の元旦も、林の唐突な言葉に耳を疑った。

「明日は親父の家に行って、マージャンをするぞ」

ちょうどわが家には、年末年始の休暇を使って息子が帰ってきていた。その息子も、弱りかけた父親が発した言葉に「おやじ、なに言ってんの⁉」と驚いている。すると林は、義父が以前、「もう一回、家族でマージャンをやってみたい」と話していたから、この正月の間に、それを叶えてやりたいのだという。透析のない日は少しでも休んでいてほしいのに、林にはどこか切羽詰まった感じがあった。

翌日の夕方、私と義母があきれ返るそばで、義父と林、息子の3人が古い麻雀卓を引っ張り出してきて、にぎやかに卓を囲んだ。本当によく彼の体がもったものだと感心するが、3人で他愛もないことを言い合いながら、2時間以上も続けた。結局、勝ったのは林で、父と息子から千円札を嬉しそうにまきあげていた（違法行為だが時効だし許してほしい）。

林の姿は、やり残したことのないよう、ひとつひとつのことにピリオドを打っているように見えた。彼の笑顔を見たのは、この日が最後だった気がする。

透析がまわせない

2月。彼が亡くなるまで半年である。

ついに透析を4時間まわし続けることが難しい日が出てくるようになった。十数年の透析生活の中で、経験のなかったことだ。

2月13日、ノートには「透析、足がつって4時40分でやめる」と緑の文字で大きく書かれている。全40冊になるノートで彼が色ペンを使ったのは、移植手術後にテニスができたとき以来だ。本当にショックだった。

身体は痩せ衰えていくのに、ドライウェイトはなぜか増えていく。1週間後の2月20日には、ドライウェイトを3kg増の60kgに設定し直している。医師は「おかしいですねぇ」と首を傾げるものの、それ以上は踏み込まない。

この週のことだったとおぼろげに記憶しているが、林は昼間、2階の書斎から1時間ほどで下りてくると、苦しそうに漏らした。

「今日は、たった2行しか書けなかったよ……」

この日を最後に、執筆は完全に止まった。

2週間後の2月27日、ノートにはまたも緑色のペンで「透析を1時間早めに切り上げた」と記されている。もうこの月は、透析中にひんぱんに血圧が下がり、足がつり、胸も苦しく、透析を2度も3度も休みながら、だましだましまわすような状態だった。

私はここにきてようやく、透析にも終わりがくる、という現実を悟った。

これまでは透析さえしていれば生きていける、そう漫然と考えていた。だからこそ透析を続けるために、ふたりで色んなことを我慢し、必死に頑張ってきた。今考えれば不思議なくらいだが、まるで透析が永遠に続くかのように思い込んでいた。

しかし患者の体力が衰えてくると、その透析すらできなくなる日がくるのは当然のことだ。透析を止めれば、1週間内外で死んでしまうと聞く。身体に毒素が溜まって尿毒症の肺水腫を発症すれば、溺れ死にするように苦しいらしい。透析患者にとって「尿毒症」は震え上がるほど怖い言葉だ。透析をまわせなくなった人たちは皆、どのように対処しているのか。終末期を、どこでどう過ごせばいいのか――。次々と疑問が湧いてくる。

彼が寝てから、毎晩のように必死でネットを探った。

今や透析患者三十数万人という時代。林のようなケースはたくさんあるはずで、医療がむざむざ尿毒症で苦しむ患者を放置しているはずがない、透析患者の終末期の療法はある程度、確立されているに違いないと思っていた。

ところが、いくら調べても、関連する情報が見当たらない。患者のブログやツイートで「透析が苦しくなってきた」「血圧がもたない」という発信はいくつもあったが、どれも突然、更新が途絶えてしまう。発信者が亡くなったのだ。

何でもいいから情報が欲しかった。どんな厳しい情報でも、受け止める覚悟でいた。しかしこの情報過多の時代に、情報がゼロ、そんな信じがたい現実があった。

「俺は、恵子がいなければ、もうとっくに死んでるな……」

そんな弱音を吐いた3月9日の翌朝、彼の背中に尋常でない激痛が走った。

座っているのも寝ているのも難しい。とても昼から透析に行けるような状態ではない。クリニックに事情を伝える電話を入れて、慶應病院で救急の受診をすることにした。

腹水

再透析の導入をして、慶應病院を退院してからちょうど1年がたっていた。

泌尿器科も医師の顔ぶれが変わり、初めて来る場所のような空気だった。考えてみれば肝囊胞もあるというのに、診察にくるようには言われなかった。いや、そういう病院の姿勢にどこかあきらめを感じていたから、セカンドオピニオンで歩きまわっていたのだ。

痛みをこらえながら車椅子で受診し、午前中、採血やエコー、レントゲンなど指定された複数の検査をしてまわった。私は透析のスケジュールが飛んでしまったことが気になっていたが、検査の結果は、そんな心配を悪い意味で吹き飛ばした。

「お腹に、大量の腹水がたまっています」

医師はどこか気の毒そうな表情で告げた。即入院である。

ドライウェイトの急増の原因は、腹水だった。最近、呼吸が苦しいと言っていたのも、腹水が横隔膜を押し上げていたからだ。腹水＝末期という図式が脳裏をよぎる。

血液検査の結果も目を疑うものだった。透析クリニックで調べるのは、腎臓関係の数値のみ。月に1度だけ炎症反応のCRPが追加される程度で、それ以外の数値は1年近く調べていなかった。

今回初めて、沈黙の臓器、肝臓の数値に異常がずらり並んだ。ほぼすべての肝臓関連の数値が基準値を何倍も上回っていて、ここにいちいち列記できないほどだ。前年からジワジワと上昇していたCRPは、12・75。目を疑った。

医師は、炎症の原因は肝臓だろうと言う。画像からの推定で肝臓は9kgを超えていた。大量の腹水、そして巨大化した肝囊胞。これではドライウェイトなどあってないようなものだ。

血中のタンパク質の量を示すアルブミンも、２・３g/dL（基準値は４・０以上）、見たことがないほど異様に低い。私は病院の正面玄関横のスターバックスで、ひとり検査結果を見ながら足が震えた。

このときから、林の担当医は泌尿器科から肝臓を専門とする消化器内科に変わった。処方された薬は、痛み止めのコカール（アセトアミノフェン）、吐き気止めのプリンペランだけ。病源は難病なのだから、この段階でもはや打てる手はなかったのだと思う。ふつうの患者なら痛み止めなど緩和的処置を行いながら、看取りを視野に医療からケアへと在宅の態勢を整えていく段階だったかもしれない。

しかし、林は透析患者だった。透析を止めれば、死んでしまう。医療から離れることはできない。担当医は、まず腹水を抜いて、透析を続けられるよう体調を整え、同時に抗生物質を投与して肝臓の炎症反応を下げていきましょうと言った。

林のノートの記述は、このときの入院以降、ほぼ私の筆跡に変わっている。ひたすら痛みに耐えるばかりで、記録を綴る余力はもう残されていなかった。院内の移動にもすべて車椅子が必要になった。

まず抗生物質メロペンが処方された。点滴で20日間、連続投与する。入院時に12を超えていたＣＲＰは、投与17日目にようやく３・０７まで下がった。一瞬、希望が見えた気がしたが、ここが下げ止まりだった。数値はまたジワジワと上がり始める。抗生物質が効かなくなったら次はどうすればいいのか、回診にきた医師に尋ねると、どこか申し訳なさそうな表情で短く答えた。

「抗生物質の投与には限りがあります。メロペンの投与も3週間が限度です。また違う種類の抗生物質を試すこともできますが、その種類にも限りがあって……」

その言葉尻は力なく消え入るような響きだった。

もはや林の身体に、薬の支えによって回復する力は残されていないのか。

両手の指の隙間から、彼の命の粒がさらさらと音もなく零れ落ちていく。空中に舞い散るその粒を、必死にかき集めようとするのに手が届かない、そんな夢を見た。

鎮痛剤漬けの透析

透析は続いた。

腹水を抜いた分は、水分を引く計算に合算できる。だから、だいたい1ℓ前後を引ければよかった。元気だったらなんてことない除水量だ。入院前半の2週間は痛みが出て中断することもありつつ、なんとか予定どおり除水ができた。

しかし入院後半の2週間は、痛みがどんどん強まった。4月7日には、叫び声が出るほどの激痛が全身に走り、透析は始めてすぐに中止。痛みは、午後になっても続いた。私は病室に泊まり込んで、林が痛みを訴えるたびコカールを服用間隔ぎりぎりのタイミングで服用させた。だが、もうコカールだけで効果がないのは明らかだった。

前日、ペインクリニックの医師が林の症状を聞き取っていた。夕方になって、即効性のある座薬と、癌疼痛《がんとうつう》にも使われる鎮痛剤トラマールが処方された。

翌8日、透析は、血圧をあげるための昇圧剤と、痛みをおさえる鎮痛剤を服用しながら続けられた。血圧はノートに確認できなかったが、常に100を切っていたと思う（冒頭の数字は24時間表示）。

0800（病室）　リズミック　1錠（透析用低血圧治療剤）、トラマール　1錠
0915（透析中）　コカール　2錠
1000　リズミック　1錠
1015　トラマール　1錠

激しい痛みに耐えながら5時間かけて透析を続け、前回引けなかった分もあわせて2・5ℓの水分を引いた。帰り際、透析センターの看護師は私たちを励まそうとしたのか、「しっかり引けて良かったですね」と声をかけてくれた。しかし林はグッタリ疲れ果て、夕食はソーメンを数口しか食べられなかったと私はノートに書いている。

これ以降の透析には、リリカ、トラマール、コカール、座薬などの鎮痛剤を逐次、投与しなくてはならなくなった。しかし、それらを服用しても痛みはぶり返す。ペインクリニックの医師も、どの薬が効くのか把握できていなかった。1つでも当たればいいという感じで、次々に色んな種類が処方される。とにかく、痛みを抑えて透析をまわし続ける、すべてはそのことに向かっ

て動いた。

林はこれまで、どんなに体調が悪いときでもテレビでプロ野球を中継していたら、必ず試合を見た。野球さえあれば、元気になった。しかしこの入院のときから、私が病室で野球中継をつけても反応しなくなった。アナウンサーが実況で叫んでも、背中を丸めたままピクリとも動かない。鎮痛剤の副作用か、ときどき幻覚も見るようになった。

透析中の耐えがたい痛み、大量の投薬、透析後の極度の疲労、自由のきかない身体。いったい何のために透析をしているのか、分からなくなった。でも、透析をやめれば彼は死んでしまう——。絶望的なサークルに足を踏み入れた気がした。


大病院の透析室には、大勢の技士や看護師が働いている。さらに医師も数人常駐していて、指揮命令系統や役割分担はしっかり機能していた。

透析が始まる時間になると各病棟から、車椅子やストレッチャーで患者がどんどん運ばれてくる。到着順にベッドに移され、次々に透析器に繋がれていき、技士らの指示が飛び交う。まるで映画で観た野戦病院のような喧騒だ。透析が始まると一転、水をうったような静けさになる。透析室には機械音やアラームだけが鳴り響く。

ここで働くスタッフは、救急から終末期まであらゆる病態の患者の扱いに慣れている。林の血圧の変動も常にチェックし、痛みの程度に応じて投薬を検討して服用させ、細かな目配りを欠かさない。

林はこの状態になっても「いつ退院できるか」と繰り返す。退院すれば、あの近所のクリニックで透析を行うことになる。考えるだけで怖かった。彼らには対応できない。私は、透析室の看護師たちの動きをメモに取りながら必死に観察した。

痛み止めや昇圧剤はどういうタイミングで、どの種類をどれだけの量を使うのか、透析器の血液流量はどんな具合に調整するのか、どこで透析を中断するのか、血圧がどのくらい戻ったら透析を再開するのか、素人には分からないことばかりだ。

透析室のスタッフは親切だった。手のすいた人に確認したい事項を質問すると、「クリニックに帰ったら、奥さんも大変でしょうから」と丁寧に教えてくれる。「なるべく細かい情報をクリニックに送っておきますから」とも言ってくれた。彼女たちには、この先に起きることが見えている。

林の透析ベッドの周りには、老若男女、さまざまな患者さんがいた。

1年前の林のように透析を再導入するために入院してくる患者、透析をこれから始めるという若い人、地元の透析クリニックでトラブルが起きて調整のために入院してくる患者。彼らは自分の足で歩いてやってきて、透析が終われば自分で荷物をまとめて、自分の足で病室に帰っていく。自由に動ける姿がうらやましかった。

林の透析ベッドはいつも、スタッフの目が留まりやすい透析室の中央に置かれた。隣は、明らかに看取りが近そうな男性の患者さんだった。

その人は、林より少し若そうに見えた。毎回ストレッチャーで運ばれてきて、ベッドへの移動は4人がかり。言葉を発することもなく、看護師の呼びかけに視線がわずかに動くだけ。排便や排尿のコントロールもできず、透析中も定期的に看護師がベッドサイドをカーテンで遮り、処置をしていた。臭いで、そのことが分かった。

すぐ隣に座る私は、彼と目が合ったとき、小さく頭を下げて笑顔をつくった。すると彼もゆっくり、まばたきで応えてくれた。無表情な顔が、ふっと和らいだ。周囲で起きていることは分かっているのだ、なのに身体は動かせないし、言葉も出ない。元気だったころは、どんな仕事をしていたのだろう。その人の動かぬ姿が、近い将来の林の姿と重なって見える。その人が今どんな気持ちで、ベッドの上で排泄の処置をされながら、ただ透析を受け続けているのか、想像するだけで私は胸がつぶれそうだった。

広い透析室の隅には、4畳半もないような小さな部屋があった。陰圧室なのか、周りの空間と仕切りがされて、そこだけ中が見えない特別なスペースになっている。

そこに、定期的に患者が運ばれてきた。ストレッチャーの上部を、白いシーツをテントのように張って患者の姿を隠していて、異様な感じがした。技士や看護師の出入りの様子から、中で透析をしていることは間違いない。しかし、患者の声が聞こえたことは一度もなかった。

ある日、ストレッチャーが私の目の前を運ばれていくとき、「テント」の隙間から、腕か足のような棒状のものが空を突いているのが見えてギョッとした。

――まさか死体?　いや、そんなはずがない。

中を確かめたわけではないが、おそらく身体が硬直（拘縮）している患者さんだったのだろう。その人の尊厳を守るため、病室から透析室まで、人の往来が多い外来や廊下を移動するときはシーツをテント状にして覆い隠しているのだろうと思った。

私はそんな透析室の様子をじっと観察しながら、ますます混乱した。

——もし意識がなくて、身体を動かせない状態であるならば、いったい何のために透析をするのだろう。心臓が止まるその瞬間まで、延々と透析を続けるのだろうか。それとも遺産相続などの事情があって、今すぐ死んでもらったら困るような人が延命のために透析をしているのだろうか。患者が意思表示をできない状態なら、透析を止める判断はいったい誰が、いつ下すのか。いや、そもそも透析を止めたら死んでしまう……。

ある日、透析室で、移植腎時代の林の主治医だった泌尿器科の若い医師とすれ違った。私は立ち止まって挨拶をした。林がかなり弱っている、このまま透析ができなくなったらどうなるんでしょう、と率直に尋ねた。

「奥さん、大丈夫です。まだ24時間透析という手がありますから」

彼はそう言いながら、小さく笑みを浮かべた。

——大丈夫？　24時間透析って？

聞けば、通常の透析がまわせなくなった患者、つまり透析困難症の患者には、24時間かけてゆっくり毒素や水分を抜く方法があるという。それはどこで行うのですか、と尋ねると、彼はちょっと表情を曇らせた。

「ICUとか隔離されたスペースで、無菌に近い状態でやります。今のように奥さんが付き添うことはできませんが……」

それは、もはや通常の風景ではない。医師の立場から見て「透析をまわせるから大丈夫」ということで、私たちがふつうに使う「大丈夫」ではない。医師はそれ以上の質問を断ち切るように会釈して足早に去っていった。

——じゃあ、24時間透析もまわせなくなったら、どうしたらいいの。

そんな虚しい問いを、私は心の中で遠ざかる医師の背中にぶつけていた。

透析を行うためには、これだけ大勢のスタッフが懸命に働いてくれる。それなのに、透析の終わりについては、誰も納得のいく解を示してくれない。そこだけ深い霧がかかったように、何ひとつ見えてこない。

これからいかに透析を続けていくか、そのためにいかに痛みを抑えるか。私たちには、たったひとつの道しか示されなかった。

このころから、私はトイレの手洗い場で鏡を見たとき、自分自身と視線が合わない奇妙な感じを覚えるようになった。寝不足かと思ったが、鏡を見るたび同じことが起きる。不思議に思って鏡の中の自分をジッと見つめていると、じわじわと視線があってくる。

左右の瞳が微妙に違う方向をむく、斜視になっていたようだ。あとで調べたら、ストレスが原因の急性内斜視という症状があることを知った。そのうち、視界まで狭くなってきた。彼の苦しむ姿を「見る」という行為を、脳が拒否しているかのようだった。この症状は林の死後、半年がたつころまで続いた。

先進医療の限界

入院している間、肝腎同時移植の話がふたたび持ち上がった。それは私たちにとって、文字通り最後の頼みの綱である。

病室に診察に来る担当医は、ちゃんと時間をかけて丁寧にやりとりをしてくれる人だった。2年前、日赤医療センターで提案された肝腎同時移植の話をすると、たしかにカルテに記載されています、日赤の医師の報告も添付されています、肝腎を同時に行うかどうかは別として、複数の科にまたがるので話を上げてみましょうという。

国内では年間400件前後の肝移植が行われている。慶應病院のホームページにも、前年2015年に12件の肝移植が行われたとあり、5年後の生存率は83%だ。

数日後、担当医は、もし肝移植をすれば保険外の扱いになるので、手術代だけで最低1000万円以上になる、差額ベッド代も含めて大きな金額になるが大丈夫ですかと、支払い能力について尋ねてきた。八方塞がりの私たちに、それを拒否する選択肢はない。

次にドナーをどうするか、との質問。私は「肝腎、両方とも私が提供できます」と答えた。すると医師は、肝腎両方はドナーの危険性が高いので院内の審査を通すことができない、もう一人、ドナーはいませんか、と言う。

年末年始を共に過ごした息子に連絡を入れた。すると彼は数日後、年度初めの忙しい時期なのに仕事を休んで病院にかけつけてくれた。

狭い個室で3人で向き合ったとき、林は息子にこんな風に語りかけた。

「忙しいのに悪いな。この手術が成功するのか、俺にもよく分からんのだ。だけど、俺はもう少しだけ、惠子と生きていたい」

息子は肝臓のドナーになることを了承してくれた。

息子の来院からしばらくして、担当医から告げられた。

「昨日、医局の会議を開きました。腎臓を奥さんが、肝臓を息子さんが提供するという前提で話し合いました。泌尿器科の腎移植のグループは手術にOKを出しています。腹水の管理は、そちらでやってほしいという要求付きですが。しかし肝移植のほうは、成功率を理由に判断を延期することにしました」

延期、というのは、できない、ということだ。それでも私たちは文字通り、手術の判断はひとまず「延期」になったのだと受け止めようとした。

おそらく担当医も、ここでは手術はできません、と言いたかったのではないか。しかし、難病を抱えてわずかな望みにかける夫婦を前に、現実を突きつけることができなかったのかもしれない。「延期」と言われれば、患者は「待とう」と思う。こういう思いやりは、かえって酷だ。

担当医が説明を終えて病室から出ていくと、砂漠にポツンとふたり、取り残されたような気がした。身体を動かしていないではいられなかった。ほとんど手を付けぬと分かっている夕食の配膳のための準備をしていると、林が消え入りそうなほど小さな声で言った。

「病院の判断は仕方ないと思う。俺も移植の取材をした経験があるから分かるよ。先進医療には、ここから先はやってはいけないというラインがある」

天井を見つめたまま、無念が滲む声で付け加えた。

「それでも、俺は生きていたい」


慶應病院のエレベーターには1階を示す数字のランプのさらに下に、なぜか番号をプレートで隠した階があった。今までは気にもならなかったのに、地下に霊安室でもあるのだろうかと勘繰った。私たちもいつか、そこへ下りる日が来るのか。これまでは入院しさえすれば、元気になって退院することができた。病院とは、病を治してくれる場だと思っていた。でももう、それが叶わない。

林は息子に、もう少しだけ私と生きていたいと言った。当の私は、彼がもう長くは生きられないと脅えている。ドナーになる覚悟に1ミリの偽りもないが、心のどこかであきらめかけている。私たちはバラバラの方向を見ながら固く手を握り、同じ方向に走ろうとしているような感じだった。

私は少しでも穏やかな死に向かって、林を軟着陸させたいと思った。生きる希望を捨てようとしない彼のそばで、私の眼差しは死の方向に向いていた。それは、私が冷酷な人間だからなのか、私がいかなるときも冷めた観察眼で取材する訓練を受けてきたからなのか、それとも私が目の前に死を突きつけられた人間の気持ちを真に理解できていなかったからなのか、おそらくすべてだろうと思う。

ふたりぼっち

先が何も見えない状態で、翌週、4月17日に退院することが決まった。

病院から追い出されたわけではない。林自身が決めたことだ。抗生物質の連続投与が効果をあげず、点滴も外れた。移植手術の判断は「延期」のままで、何も動く気配はない。痛み止めを服用しながらただ透析を続ける、それしかすることがない。事実上、病院は匙《さじ》を投げたに等しかった。多くの透析患者はこうして病院で亡くなっていくのかもしれない。しかし、このまま病院に居続けたら、風呂にも浸かれない。それならば家で過ごしたいと願うのはもっともだと思った。

家に帰れば、寝室は2階。林は担当医に、帰宅に向けてリハビリをしたいと申し出た。1日40分、手すりや歩行器を使って歩いたり、小さな階段を昇降したりした。しかし病室とリハビリ室の往復は車椅子なのだ。私は家でどこまでのことができるか、不安でたまらなかった。

退院の日が近づくと、若い看護師がやってきた。退院調整を担当する人だ。

「これまで奥さんが全部ひとりでやってこられたなんて、信じられませんよ。退院までに車椅子とかベッドとか、色々と用意できるよう手配しますから安心してください」

思わぬ助言にホッとしたのも束の間、退院前日になっても連絡がない。忙しくて忘れられたかなと思って病棟の看護師に尋ねると、先の看護師が慌ててやってきた。

「本当にすみません、実は林さんがまだ59歳なので、介護保険を使えないんです。他に何か使えるものがないか調べたんですが、何にもなくて……」

申し訳なさそうに言って、逃げるように病室から消えた。ダメならダメでもっと早く伝えてくれたらいいのにと思いながら、あわてて車椅子をネットで注文しようとすると、今度は林が、いらない、と言いだした。

「俺は家では車椅子を使いたくない。リハビリでは歩けた」

万が一に備えて玄関に用意しておくだけと言っても、嫌だと言い張る。車のトランクに積んでおくだけと言っても、首を横に振る。痛みに耐えている林に、これ以上の負荷はかけるわけにはいかない。仕方ない、私が彼を担いででも透析クリニックまで連れていくしかないと覚悟した。

退院時には山のようにすべきことがある。荷物を片付け、数回に分けて車に運び、たくさんの種類の書類にサインをし、会計の長い列に並び、退院後の薬を受け取り、と目がまわるよう。都心の長い渋滞を抜けてようやく帰宅すれば、次は一から家の環境づくりだ。

寝室のある2階まで、やはり上がれなかった。リハビリ室の階段とは違うのだ。上がれば、下りなくてはならない。無理をして転倒しても困る。考えてみれば私たちのベッドは、元気な人用に設計されたもの。肝臓の肥大や腹水に圧迫されて呼吸が苦しいというのに、リクライニングすらないではないか。

——あ、リビングにベッドがいる！

情けないことに、すべてが恐ろしく後手後手だった。

慌ててネットで調べると、介護保険を使わなくてもリクライニング機能の付いた介護用ベッドを貸し出してくれる業者が複数あった。それも介護保険料並みの金額だ。慶應病院の担当者には、こういう情報だけでも教えてもらいたかった。業者に事情を伝えて泣きつくと、翌日には配達してくれるという。一晩だけ、ソファにクッションを積み重ねて背中に傾斜を作り、そこに寝てもらった。

ベッドマットの上に敷く低反発のマット、風呂場の介護イス、廊下の簡易な手すりなども慌てて手配した。ずっと留守にしていて冷蔵庫は空っぽで、食事のための買い出しに走る。何度も洗濯機をまわしながら、料理を作って掃除もする。

パソコンには新聞社や出版社から締め切りの迫ったゲラが何通も届いていた。7月に予定している新刊だけは這ってでも出さねばならないが、雑誌の連載は次回から止めさせてもらいたいと、編集者に連絡を入れて詫びた（締め切りを繰り上げて対応してくださった作家の熊谷達也さん、生島淳さんには今さらながらお礼を申し上げたい）。

せめて食事だけでも誰かの力を借りたかった。近所のヘルパーの派遣会社を調べてみたが、相談の電話をかける前にあきらめた。林は知らない人を家に入れることを極度に嫌う。普段から親戚ですら呼びたがらないのだ。今の弱った姿を赤の他人に見られるなど、耐えられないに違いなかった。

「恵子は、韋駄天だね……」

私がバタバタと駆け回るそばで、ソファに横になった林がつぶやく。彼らしい、精一杯の「ありがとう」だった。

私は、これまでの人生で最大の正念場に立っていることを自覚した。そして今、ここで負けてなるものかと思った。このときを迎えるために、ともに生きてきたのだ。私に今ほどの知識があれば、もう少し誰かに手を伸ばせたかもしれない。しかし、当時の私は気合ばかりであまりに無知だった。とにかくやる、どうせやるなら明るくやる、そんな風にしか考えられなかった。

地元のクリニックに戻ってからの、ひと月余の透析は、さらなる鎮痛剤漬け。これまでにも増して耐えがたい痛みとの戦いで、思い出すだけで吐き気がこみ上げてくる。

慶應病院の透析センターからクリニックには指示書が送られていたが、そんな丁寧な対応をできるような施設ではない。クリニックの側も戸惑っているようだった。多くの透析クリニックは元気に通ってこられる患者、少なくとも座位を保つことのできる患者を前提としている。トラブルが起きた患者は、提携する大病院に送ってしまえばいいのだ。

ひとりだけ、大病院での勤務経験があり、細かな対応をしてくれる女性の技士がいた。彼女が非番のときは、私が林の様子や血圧の数値を見ながら、慶應病院の看護師がしていたように鎮痛剤や昇圧剤の投与のタイミングを見計らって看護師に相談し、対応してもらった。

食事もあまり取れていないので、透析の間隔を空けることができないか医師に相談してみたが、答えはペンディングのまま、週3回4時間のペースは最後まで変わらなかった。クリニックのルーティンを崩すような対応はできなかったようだ。

4月20日は5時間かけて1・2ℓ除水している。林は透析の間ずっと、腹部の痛みを訴え続け、鎮痛剤を次々に投与せざるを得なかった（中段は血圧）。

0830（自宅）	102／72	リズミック1錠、リリカ2錠
0930（透析室）	91／63	コカール2錠
0945	80／50	トラマール1錠
		血圧低下で除水停止
		ネオシジン（昇圧剤）
1030	88／62	リズミック1錠
1105		座薬
1240	90／64	リリカ1錠

同日の血液検査で、CRPは8・3mg/dLと再び上昇した。3週間にわたって慶應病院で投与した抗生物質メロペンの効果は、とっくに消えている。慶應病院と相談し、クリニックの透析時に、抗生物質チエナムを点滴で入れることにした。ひと月ほどCRPは5台まで下がったが、

それも5月19日で投与は終わってしまう。肝臓の炎症はもう抑えるすべがなかった。

なんとか透析が終わり、林のシャントの止血が終わると、私は近くの駐車場までダッシュで車を取りに行く。クリニック前の道路にハザードランプを点けて駐車し、2階の透析室のベッドから、林を院内用の車椅子に乗せて1階まで運び、さらに車椅子から車の助手席へと抱えて移す。介護者のいる患者の移動に、クリニックは手を貸さない暗黙のルールがあった。

透析用の重たいマットやバスタオル、室内用の靴なども片付けて、まとめて後部座席に運び込む。その間、病院前では片側1車線ぶん交通を止めることになり、離合待ちの車にクラクションで急かされる。すぐそばの交番の警察官からは、「奥さん、急いでね」とよく声をかけられた。あちらこちらから追い立てられ、ほとんど運動会だった。

自宅ではリビングに置いたレンタルベッドが、林の過ごす場になった。ベッドのまわりには彼が後生大事にしていた品々を揃えた。早慶戦で上段面うちを決めた瞬間の写真、亡き恩師から贈られた色紙、彼が大好きだった祖父の写真を運んできて飾った。

食欲には波があって、まったく食べられない日もあれば、普通の量を食べられる日もあって山谷が激しかった。「食事の味がしなくなった」とよくこぼした。生きるため、必死に口に運んで咀嚼していた。

たとえば、よく食べた4月23日の献立（透析はなし）。

朝　ミニロールパン、アガロリーゼリー（エネルギー補給食品）、卵焼き、ミニトマト、ビタミンジュース100㎖
昼　出前の寿司4貫、小さ目のコロッケ1つ、アイスのガリガリ君を半分
夜　魚の酢漬け、牛と玉ねぎの炒め物、豆腐の味噌汁、ヨーグルト、りんご1片

体調が落ち着いているときは数時間、ベッドに座ったままテレビを観ることができた。ちょうど平日の昼間、彼が楽しみにしていた倉本聰脚本の連続ドラマ「やすらぎの郷」の放送が始まったばかりだった。よりによって登場人物たちが死に向き合うという重い物語で、倉本流の直球がビシバシ投げ込まれてくる。次々に人が亡くなるシーンがあって、とても平常心では観ていられなかった。

小説の執筆再開に向けて、購入しておいた松浦寿輝『名誉と恍惚』を手に取る日もあった。舞台は日中戦争の上海だ。林の主人公たる犬養毅が辛亥革命の前後、孫文や大陸浪人らと関わるシーンを書くための参考にしたかったのだろう。それも、

「1日でたった数ページしか読めない。シーンがとにかく暗いんだ」

辛そうに、そうこぼした。毎朝の新聞も開くことは開くが、読むというより眺めているように見えた。

血の混じった粘液が下着に付くようになった。林に頼まれて軟膏を買ってきて塗ったり、痔の薬を使ったりしたが、状態は変わらない。洗濯が追いつかないので、嫌がる林に頼み込んで紙パ

ンツに替えてもらった。

多くの終末期の患者がそうであるように、便秘にも苦労した。それでなくても透析時の痛みが怖くて、いつも以上に水分がとれていない。運動もできないし、筋肉も衰えている。便が出ないこと自体が大きなストレスになり、彼は毎日、気に病んでいた。

それでも、このまま歩けなくなったら困るからと、一日に1度、壁づたいに家の1階を必死に歩いてまわった。

「昨日できなかったことを、今日は少しでもできるようになりたい」

自分自身に鞭を入れるように、4月中は歩行訓練と称して部屋の中を懸命に歩いた。

その姿に、私は幾度となく彼の名前「新」の由来を思った。義父が中国の古典「大学」から取ったものだ。

「苟日新、日日新、又日新」

まことに日に新たに、日々新たに、また日に新たなり。

どんな状況に置かれようとも、日々、心を新たにして精進する――。歩くことすらままならぬほど衰弱しながらも、己の名を体現するかのような必死の姿が、私には辛かった。林は、もう一度よくなるのだという希望を絶対に捨てなかった。

私自身ここまでの介護は初めての経験で、何かと失敗をやらかした。言い訳をすれば、林が衰えていくスピードがあまりに速かった。

風呂場には付き添って入ったが、一度、彼を抱きかかえたまま湯舟で足を滑らせ、一緒に風呂の中で溺れそうになった。別の日には間違えて先に湯を抜いてしまって浮力を失い、浴槽から立ち上がれなくなったこともある。熊本の公衆トイレで遭難しかけて大笑いしたのは1年前だが、風呂場の遭難はふたりとも裸。やっぱり喜劇だと思った。「ごめん、ごめん」と笑い飛ばした。

その風呂にも、だんだん入れない日が増えてきた。神経質すぎるほどきれい好きな林が、何日も風呂に入らないなど信じられないことだった。慌てて足専用の浴槽（足湯）をネットで購入し、毎晩、15分ほど両足を温めてマッサージをした。身体は、レンジでホットタオルを沢山つくって拭いた。

透析に通うときも、私の不注意でいろいろと小さな事故を起こした。

車椅子は使いたくないというので、私が林を抱くようにして歩いた。ある日、玄関を出たときだ。ドアの鍵を閉めようと林に背を向けて、つい彼の身体から手を離してしまった。その瞬間、彼がふらつき、それを止めようとした私とひと塊になって玄関先のヤマボウシの根本に頭から突っ込んだ。

私が瞬時に体勢をとって下敷きになったので、林にケガがなかったのが幸いだった。半袖だった私の腕はバラの棘で傷だらけになった。

腕に突き刺さる憎きバラは、そもそも林の執筆のために植えたもの。私が、犬養毅がバラ栽培を趣味にしていたという意外な資料を見つけたからだ。テロルに倒れる5月15日を前に、バラの花は種子だけを残し、潔く散る。犬養とバラのシーンは絶対に書いてね、と私は彼に注文したのだが、結局、このシーンは自分で書くことになった。

小さな苗から植えたつるバラは、この年の春、満開のアーチを作った。近所の人たちが撮影にくるほど見事だった。しかし、必死に透析クリニックに向かう林の視界に、もう庭の風景は何も見えていない。私はバラの花を摘んでは部屋のあちこちに飾った。彼が最後の日々を過ごしたわが家のリビングは、ほとんど花屋のようだった。小説のために植えたバラは、彼を見送るバラになろうとしていた。

5月に入ると、体調は次の段階に移った。

慶應病院へは外来で2週に1度、腹水を抜きに通った。待ち時間も椅子に座っていられず、隅の空いた席を見つけて横にならせた。腹水を抜いた日は、いつも以上に疲れる。体重を増やせないため点滴もできず、衰えるばかりだ。食事の量もぐっと減った。肝臓の数値は急坂を転がり落ちるようにどんどん悪化していく。実はこの時期、日赤医療センターで肝腎同時移植の話が進んでいたのだが、それについては次章でふれたい。

透析は辛うじてまわしていたが、腹水を抜いた翌日の透析はことに痛みが増した。透析後も胸が痛んで、「全力疾走をしたみたいだ」と息も絶え絶え。心臓が悲鳴をあげていた。脇腹の痛みもまったくおさまらない。

自宅で寝ているときは口呼吸になり、昏睡するような感じに変わってきた。透析クリニックで酸素を吸入すると少し楽になったので、在宅用の設置型酸素濃縮装置（酸素吸入器）を手配したが、なかなか届かない。

鎮痛剤のせいもあるのだろう、幻覚をひんぱんに見るようになった。深夜、30分ごとに目を開けて、意味不明の言葉をはっきりとした口調で私に訴えてくる。

「昔の番組の著作権の処理をしないといけないんだけど、恵子にできる?」

「真っ青な海が見えるよ」

「何かが襲ってくるんだ」

彼が怖がっているときは「今は2017年5月○日、私たちは家のベッドの上に座っているよ」と説明して背中をさすった。そうでないときは「うん、うん」と話を合わせて、とにかくそばにいた。ほかにできることがなかった。

夜は30分から1時間おきにトイレに起きる。その都度、転倒しないように付き添う。もう何ヵ月もまとまった睡眠はとれていない。どうせゆっくり寝ることはできないのだから、いっそ起きていようと、私はこの間、林のそばで、新刊の400枚近い初校ゲラの著者校を仕上げている。

あのとき本当に自分が仕事をしたのか信じられず、今回、そのゲラのコピーを取り出してみた。記憶にはないが、普段通り赤字がしっかり入っていた。「正常性バイアス」という言葉があるが、非常時には身体も心も麻痺して、非日常が日常になってしまう。今、自分たちの身に起きていることが、そんな特別なことではないようにすら思えてくる。

遺言

5月28日、透析のないこの日は、梅雨入り前の爽やかな青空が広がった。

南側の大きな窓からリビングに差し込む朝日は足がグッと短くなり、季節が進んだことを告げていた。玄関前のバラの影がゆらゆらガラスに映り、東側の窓のカーテンは初夏の風に優しく揺れている。

林は、珍しく微熱がなかった。この1週間、トイレに行く以外はベッドにずっと寝たきりだったのが、目がしっかり開き、いったい何が起きたのかと驚くほど意識が明瞭だ。

自分でリモコンを操作してベッドの背を起こし、何日かぶりに朝ごはんに手をつけた。野菜の煮込みを小皿一杯、私の実家から送られてきた八朔《はっさく》を数切れ、ヨーグルト、そして栄養補助食品のジュースを100㎖。血圧は79／60、とても低い。

私が洗濯ものを干し終えて、2階から階段を下りてくるタイミングで、久しぶりに張りのある声が廊下に響いた。

「恵子、ちょっと20分ほど、足をもんでくれないか」

私はその元気な声が嬉しくて、かけ寄ってベッドの足元に腰を落とした。すっかり痩せて骨と皮だけになった足にマッサージオイルを塗ってさすりながら、聞かれてもいない天気の話とか庭のバラの様子とか、どうでもいいようなことをテンション高くベラベラしゃべったと思う。

暫くして、林はまたベッドの背を起こした。

「今からまとまった話をする。笑わないで聞いてくれ」

そう言って、目線を私と同じ高さに据えると、ひと息に話し始めた。

「俺は今まで、恵子と一緒に生活をしてきて、番組を作ったり、書いたりすることについては、それなりのものを与えることができたと思っている。君に教えられることは、すべて教えた。だけど夫としては、君に何もかも頼りっぱなしで、十分なことができなかった。それを申し訳ないと思っている」

遺言だと思った。

「この俺がこんなこと言うなんて、大変なことだぜ。もし奇跡が起きて俺がもっと生きたりしたら、恥ずかしいよ」

久しぶりに聞く、椿三十郎の口調。久しぶりに見る、照れくさそうな笑顔。

「長く、一緒に、過ごしてくれて、感謝、している」

俺は確かに言ったぜ、と言わんばかりに、一言、一言、ゆっくり念を押すような口ぶりだった。力のある眼差しは、私の目を捉えて離さない。

——ひとりじゃ生きていけないよ、と、つい泣き言が漏れた。

「恵子は、本当にクソ真面目だからな。東京みたいな街で、ひとりでやっていけるか心配だよ。これからの人生、もし迷ったときは、俺だったらどう言うか、俺だったらどう判断するか、よく考えるんだ」

ずっと意識が混濁していたというのに、いきなり昔の林に戻った。荒れ狂う台風の渦巻きの中心、台風の目の中にいるようなひと時。「中治り」という言葉を思い出した。死期の迫る人が一時的に元気になる現象があるという。本当に不思議なほど美しい時間だった。

私は彼の言葉を一生忘れないようにと、デスクに走って涙をぬぐいながら手帳に書きつけた。

この期に及んでなお記録を取り続ける自分の姿を、どこか滑稽に思いながら。

数日後、私の携帯電話が何度もしつこく鳴った。移植手術の相談をしていた日赤医療センターの外科医からだった。日赤に病室を用意するという。

翌日、私はまとめていた荷物を車に積みこんだ。そして意識を失いかけた林を担いで車に乗せて、日赤へ急いだ。

「今日は取材か……。恵子、駐車場は大丈夫か……」

林は助手席で朦朧《もうろう》としたまま、私には見えぬ遠い世界を見ていた。


あのとき、日赤医療センターから電話がなければ、林が家で亡くなっていてもおかしくなかったと思う。

もしそうなっていれば、私たちの周りにはかかりつけ医も、訪問看護師も、ヘルパーも誰もいなかったから、警察の簡易な捜査や検死が行われて、いくらか不愉快な思いはしただろう。それでも林は精一杯の遺言を残してくれた、彼が望んだようにこの家で逝《い》けたのだからと、ひとつの人生に区切りをつけ、辛い記憶に蓋をして生きることもできたかもしれない。

しかし、透析患者である林が死というゴールを迎えるには、さらに大病院を舞台に、もうひと度、深い慟哭の淵をさ迷い歩かねばならなかった。他の多くの終末期の透析患者たちと同じように――。

私が、取材者の目を持つ患者の家族として、町場のクリニックのみならず、透析患者の終末期をめぐる一般病院の現状と限界、そして日本の緩和ケアの過酷な現実に直面せざるをえなかったことは、今こうして自らの記憶をたどるとき、理由あって与えられた試練だったと考えざるをえない。

私は最後の最後まで、透析患者の終末期をめぐるあらゆる不条理をつぶさに見つめ、記録し続けねばならなかった。

第５章 透析を止めた日

一命をとりとめて

２０１７年6月1日、東京・広尾の日赤医療センター。

なんとか辿り着いた外来待合室で、林は突然、激しい痛みに声をあげてのたうち回った。座っても寝てもいられない、初めて見る酷い苦しみようだった。診察を省いてストレッチャーで病室へと運ばれたが、奇妙なことに、医師は夜まで来なかった。後述するように、彼の入院がイレギュラーな経緯を辿ったことに遠因があったかもしれない。

病室で採血を行い、しばらく横になっていると、身体の激痛は引いた。林は朦朧としたまま、ずっと次の透析について心配していた。

「痛く、ないよう、頼んで、くれ……」

こんな状態になっても透析の苦痛に怯《おび》える姿が、私の胸をぎりぎりと刺す。もうトイレにも、自分の力では歩いていけなかった。

林の主治医となったのは、私に電話をくれた外科医ではなく、肝胆膵外科（移植チーム）の部長で、一度も面識のないドクターである。入院して8時間がたって、林の血液検査の結果を確認したのだろう、慌てた様子で病室に飛んできた。

「すぐICUへ移します、これは治療ではありません、救命です！」

いきなり救命という言葉を突きつけられた。

林がICUへ移されたあと、容体について説明があった。肝臓のダメージが全体に広がっている、血小板の数値が低すぎる、今夜、何が起きても不思議ではない、とても血液透析をまわせる状態ではない、もう一度、血圧を上げることができれば透析にもっていきたいが、予断は許さない。

翌2日、血圧が戻ってきた。3日から、持続的血液ろ過透析（CHDF）が開始された。通常の透析より血液流量を落として持続的に穏やかにまわす、慶應病院の医師が言っていた「24時間透析」だ。結局、彼が言っていた通りになった。

カルテを見ると、腹水が2ℓ以上溜まっている。体液過剰は腹水が原因とみて、除水は行われていない。血小板は0・4万/μL と異常に低い（基準値14万〜34万）。ゆるやかな血漿交換も行われている。

意思疎通はまったくできない。唇も喉も、頻繁な吸痰のせいもあってかカラカラに乾いている。舌だけが、少し動く。看護師のすすめでストローを口に当ててみたが、吸う力はない。在室を許されている間、濡れたスポンジをゆっくり口の周りに当てて、ひたすら水分で濡らすことを繰り返した。

3日の夕方、血圧が150まで上がり、目が少し開いた。ここで血圧上昇作用があるドーパミン塩酸塩の投与が終わり、山を越えた感があった。林は口はきけなかったが、20時、私が退室するまで手をにぎって離さなかった。

腹水はしっかり排液できている。ただ血小板の数値は、輸血をした直後だけ上がるものの、すぐに下がって輸血が追いつかない。医師は、肝臓や腎臓とは別の「血液内科マターか膵臓の問題」があるのではないかと疑っている。移植をするなら肝臓からという説明があったが、血小板の数値が戻らなければ移植の対象にすらならないという。

林が午後になって発した、かすかに聞き取れた言葉は、

「か、え、り、た、い」。

林の意識が明らかに戻った契機は入院から5日目の6月5日、剣道部の元主将で、林の無二の友人、大河一司さんとの面会からだ。

私たちが結婚したころ、大河さんご夫妻とは、食事をともにしたことがあった。誰に対しても斜に構える林が、大河さんにだけは絶大な信頼と尊敬の念を持っていた。このまま逝くにしても、大河さんにだけは会わせてあげたかった。

「夕方、大河さんが来てくれるよ」

耳元でそう伝えると、ぐったりしていた林の様子が変わった。

小さく手足を動かしだした。辛そうな表情を浮かべて、腰を浮かせてみたりもする。身体がどこまで動くか試しているようだ。2時間ほどたって、ベッドを起こせ、と言わんばかりに目線を動かして訴えるので、看護師を呼んで背もたれをゆっくり起こしてもらう。生気のない顔に、少し表情が戻る。顔つきが変わった。

林は大河さんに会う「準備」をしている。

夕方、大河さんから階下に到着したとのメールが入り、慌てて迎えに行く。国内外を飛び回る多忙な身でありながら万事を排して駆けつけてくれた。病院の許可を得てICUに入ったとき、大河さんは林の痩せ衰えた姿に絶句したようだった。

「新、俺だ」

そう呼びかけられても、林は身動きできない。うなだれたまま視線も上がらない。言葉も出ない。見かねた私が代わって話を始めようとすると、林は私を遮るように、必死に右手を伸ばそうとした。針のように細い指先が小さく震えている。ようよう肘が伸びかけたその腕を、大河さんの力のある手が摑んだ。

「わ、る、い、な……」

林はかすれた声を絞り出した。

「つ、ら、い、んだ……」

確かにそう聞き取れた。

大河さんは林の手をしっかり握り、真正面から顔を近づけて言った。

「新、頑張れ！　早慶戦を思い出すんだ！」

38年前の、その瞬間を分かち合った者どうしにしか通じ合わない何かがあった。林は大河さんとの面会に、明らかに力を得ていた。

移植をめぐる錯綜

私たちがなぜ日赤医療センターに向かったのか、また林が日赤で置かれた状況について説明をしようとすると、本書で伝えるべき筋とは関係のない、複雑な病院の内部事情についてふれざるをえない。不本意だが、少しだけ紙面を割きたい。

事後の関係者への取材をまじえて状況を考察すると、肝臓移植の権威といわれ、私たちに電話をくれたA外科医はこの年の4月、10年間務めた院長を退任したばかりだった。病院側は、これを潮に、肝移植からは手を引こうとしていた。ところが、名誉院長となったA外科医は、週に1度の外来を窓口に手術を続けようとした。

肝移植手術は「総合格闘技」とも言われ、術後の管理の手間もかかるし、経営的に赤字になることが多い。6月には、A外科医の下で中心となって働いていた移植チームの外科医（B医師・主治医とは別人）が、出身母体である私立の大学病院に戻ることも決まっていた。その直前になって、新規の移植案件である私たちが飛び込んできたということになる。

慶應病院が移植手術を「延期」したあと、私たちは4月、もう一度、自宅から日赤を訪ねていた。移植の可能性を聞くためだ。セカンドオピニオン外来だったが、A外科医は急いだほうがいいと、その場で診察に切り替え、「今から病室を用意する、担当医に手続きを聞いて入院して」と、驚くほど素早い対応をみせた。

それから病院の廊下で、なぜか夕方まで6時間以上、待たされた。その間、林は病院の隅の椅子で横にならせた。院内に誰もいなくなったころ、ようやく診察室に呼ばれた。初対面のB医師は、耳を疑うような話をした。

「うちみたいなレベルの救急病院で、移植なんてそもそも無理なんです。そういう手術は、慶應とか立派な病院でやればいい。移植患者は術後のフォローがすごく大事なのに、A先生は連絡がつかなくなることがしょっちゅうで、この前なんか緊急で電話をしても、韓国にいて返事もなかった。そんな病院で手術なんか受けたくないでしょう? 移植手術なんかしても、多くの患者はベッドから離れることもできないんですよ」

私たちは目を点にして、ぞんざいな口調でまくしたてるB医師の説明を聞いた。この病院で、なにか奇妙なことが起きていると直感した。

「でもA外科医は今朝、すぐに病室を用意すると言われて待っていたのですが」

そう食い下がると、B医師は「いちおう検査だけします。入院は後日、連絡します」ということで、林は十数本の大量の採血をし、くたくたになって帰宅した。

カルテを確認すると、A外科医は確かに「本日入院」の指示を出している。しかし同日、B医師の判断でそれをしなかったことが確認できた。

数日後、息子が地方からドナー検査で上京。日赤でB医師にかかったが、B医師は前回同様の説明をまくしたて、息子に検査を思いとどまらせようとした。私はそれを予想していたので、弱りきった林を家に置いて、息子の診察に同席した。そうしなければ検査すら行われなかっただろう。息子も覚悟して上京したというのに、思わぬ展開に戸惑っていた。

林の診察からひと月余、日赤から連絡はなかった。この間、林の容体はみるみる悪化した。私は思い余って、A外科医宛てに親展の手紙を出した。A4用紙1枚に、「貴方の診察のあと、B医師は私たち夫婦と息子にこう説明した。まだ入院できていない。病院はどういう方針か」と簡潔に問い合わせた。

するとA外科医から私の携帯電話に直に連絡が入った。「B医師はそんなことは言ってないと言っているが、とにかく病室を用意する」、これが前章の最後に書いたくだりだ。

入院した当初は、「移植して助かるならば」と藁にもすがる気持ちだった。林は侵襲性の高い骨髄穿刺をはじめ数々の検査に耐えた。私も、たとえ術後の林が寝たきりになろうとも、1年でも2年でも、ただ生きていてほしかった。

ところがA外科医は、移植チームに検査の指示は出すものの、病室には一度も現れなかった。院内には私たちのケースが今後どうなるか、関係者が固唾《かたず》をのんで見守っているような奇妙な空気があった。

「奥さん、移植の件、どうなっていますか？」

「A先生は回診に来られましたか？」

担当の看護師から、かわるがわる質問を受けた。こちらが聞きたいくらいの話で困惑した。

看護記録を読むと、一般病棟の看護チームも、どの医師からも明確な説明を受けておらず、〈移植はどうなるのか〉〈ドナーは誰か〉〈ドクターから（患者に）ＩＣ（インフォームド・コンセント）した記録もない〉と戸惑っている記述が複数ある。

私は、透析室の泌尿器科の医師２人から、別室に呼ばれたこともあった。

「奥さん、Ａ先生が移植についてどう言っているか教えてください」

「えっ？　病室に来てない？　それはおかしい、僕らから抗議します」

肝胆膵外科も泌尿器科も、元院長のＡ外科医とまともなコミュニケーションを取ることができていないようだった。先進医療の可能性は、私たちの苦悩を複雑にしただけだった。

6月8日、息子が再び地方から日赤に駆けつけた。5月に外来で行ったドナー検査を、なぜかもう一度行いたいと病院から指示されたからだが、検査の翌日、「ドナー不適合」との結果が言い渡された。

その後、私はＢ医師に、私のドナー検査はいつするのか何度か尋ねた。そのたび「林さんの血小板減少の問題を解明してから」と説明され、結局、移植中止が決まるまで検査は行われなかった。さすがに私も途中から、ここで移植はないなと確信した。

診療記録には、妙な記述が複数ある。たとえばドナー候補である私の両親について。〈高齢であり認知症やＡＤＬ（日常生活動作）低下ありサポートは難しい〉。私は、日赤で両親について聞かれたことは一度もなく、どこからの情報なのか全く不明。両親は85歳になる今も極めて明晰だ。また〈(息子以外に) 新たにドナーになる人の話は聞いていない〉との記載もあった。これも前述のとおりだ。

私は、日赤医療センターには深く感謝している。スタッフの皆さん、ことに看護チームは、本来なら慶應病院で看取られるべき難病の患者を受け入れ、最後まで丁寧に対応をしてくれた。誤記のほとんどは、日赤を去ったB医師によるものだ。息子のドナー検査など、移植を阻止するためのデータ改竄《かいざん》だけは行われていないと信じている。

現在、日赤医療センターのホームページには、A外科医が院長を退任した２０１７年以降、新たな肝移植は控えていることが明記されている。

苦悩と友情と

さて、本来の透析をめぐる問題に話を戻したい。

林は少しずつ回復し、ＩＣＵでの特別な透析を脱して、院内の透析センターまでストレッチャーで移動して通常の透析がまわせるようになった。一般病棟の個室へ移ることができたのは6月19日、亡くなる5週間前のことだ。

3週間ぶりに見る窓の外の明るさ、空の青さに、林は少し驚いた風に目をしばたかせた。右内頸(首の下部辺り)に中心静脈カテーテルを入れ、ベッドに寝たままの状態だが、意識も言葉もすっかり戻り、林らしい冷静さを取り戻していた。

この段階まで戻ることができたのは、昼夜を通して対応してくれた移植チームとＩＣＵスタッフのおかげだ。ただ、この状態は林が回復基調にあることを意味しなかった。林には、肝移植を行うことを前提とした「特別な治療」が続けられていた。輸血や抗生剤の投与も頻回で、文字通り医療の力で生かされていた。

息子のドナー不適合を言い渡されたあと、私のドナー検査が行われる気配はなく、移植手術は動きそうになかった。一方で林には次々と検査が行われた。鎮静剤を使っての頭部MRI、血小板減少の原因を探るための骨髄穿刺による遺伝子検査。おそらく器質的な問題を探しているのだと思った。

移植手術が正式に中止になれば、林への治療は打ち切られる。そうなると、もう命を長らえることはできないだろう。毎朝、看護師が点滴用のバッグを運んできて輸血の準備を始めるたび、私は「あ、今日は大丈夫だ」とホッと胸をなでおろす日々だった。

透析は、辛うじてまわすことができた。クリニックでは使用に上限があるとして月に2回しか使えなかったアルブミン静注製剤が、ほぼ毎回、投与されたことも大きかったと思う（アルブミンを使うと血圧が維持されやすくなる。クリニックの医師は難治性腹水にアルブミン製剤の使用が強く推奨されていることを知らなかった）。

透析センターの管理体制はしっかりしていて、私はクリニックのときのような必死の対応から解放された。私のノートから、透析時の記録が消えた。記されているのは、一般病棟に戻った日の体重〈透析前45・4→後45・3kg〉という一行だけだ。透析中、やはり腹部に痛みは出るが、鎮痛剤の種類も量も、クリニックで使っていた半分以下に減った。透析室ではすべてをスタッフに任せ、林の足元に座って身体をさすったり、吸い飲みで唇を潤したり、紙おむつの交換を手伝ったりした。

一般病棟に戻ってからの約2週間は、移植の判断待ち。院内の不穏な空気に先が見えぬ苦しさがありながらも、比較的、穏やかな時間が過ぎた。

林たっての希望で、口腔ケアの歯科衛生士2人が初めて病室に来てくれたのは6月27日のことだ。林は元気なころ、歯磨きに毎回15分以上かけていた。それが入院してから、私の下手な手技で磨き残しがあることを気にしていた。

歯科クリニックが丸ごと病室に来てくれたようだった。歯科衛生士たちは大小複数のブラシを使い分け、携帯用の機器も駆使しながら丁寧に汚れを取っていく。汚れが取れにくい箇所は、そばで見ている私にも見えるように、磨き方まで教えてくれる。施術が終わると、林は久しぶりに見る晴れやかな顔で礼を言った。

「僕は今日、入院してから初めて、自分がしてほしいことをしてもらえた気がします」

歯科衛生士たちは満面の笑みで、これから週に1度、来ますから、と応えてくれた。

このときのやりとりを通して思った。今の林に必要なのはもう高度医療ではなく、ケアなのではないか。このまま移植手術が行われなければ、ここにいても希望はない。林を自宅に連れて戻れないか、私はずっと迷っていた。

少し前、院内の患者支援センターに相談に行った。窓口の女性は丁寧に対応してくれて、わが家の近所に在宅医がひとり開業していること、透析患者を診た経験はないが、終末期の看取りに対応していることを教えてくれた。退院後の自宅への帰路は、民間救急車のサービスを使えることも知った。問題は透析をどうするかだ。

一度、主治医に相談してみたが、きっぱりと止められた。

「おすすめしません。今の状態では、ただ連れて帰るだけの在宅になります。帰る途中、車の中で何が起きるかも分かりません」

たとえ無事に家に辿り着いても、この状態で透析クリニックにはとてもじゃないが通えない。透析をしなければ数日で死んでしまう。いつもネックになるのは透析だ。同じ終末期でも、透析をしないでいい人がどんなにうらやましかったことか。

いや、もう覚悟して、看取るために帰ればいい、でも、透析を止めて尿毒症が酷くなったら、初対面に近い在宅医は駆けつけてくれるのか、透析患者を診た経験のない医師が痛みを和らげることなんてできるのか、今よりもっと林を苦しませることになったら——。そんなことをグルグル考えていると、私は身動きができなかった。

この間、B医師は外科的処置はするものの、病室にはほとんど来なかった。

カルテを見ると、苛立っていたようだ。たとえば6月28日、林が粉薬を飲めないと看護師に伝えたあとのこと。看護師がB医師に、他の薬剤に変更できないか確認すると、

〈「そんなこと言わなくていい！　中止でいい‼　中止‼」と訴えあり〉

そんな激しい記述があった。私たちの前で声を荒げることはなかったが、やはり彼にとっては自分の病院に戻る間際に余計な仕事をさせられたということになるのだろう。

そんな環境下で、剣道部の仲間たちが入れ代わり立ち代わり病室を訪ねてくれたことは、なにより救いだった。ともに日吉の道場で青春を過ごした仲間たちとの時間は、端から眺めていても尊いものがあった。

誰かが昔のアルバムを持ってくれば、「ゲロを吐くほどきつかった」館山での合宿の思い出話で盛り上がり、30年ぶりに再会した旧友とは握った手を放そうとしなかった。元剣士8人が直立してベッドをぐるり取り囲んだ日には、今にも慶應義塾の応援歌「丘の上」を歌い出しそうだった。別れ際、林はいつも「お前ら、忙しいんだから、もう来るな」とバツが悪そうに笑っていた。

担当の看護師からは、「体格のいい男性が毎日大勢こられますけど、どういうご関係ですか」と恐る恐る尋ねられた。危ない方面と思われたらしい。

皆さんは見舞いにきてくれるたび、林が食べられそうなフルーツやゼリーとともに、私にも食事を用意してくれた。大河さんの妻伸子さんはわざわざ私用の食事を差し入れに来てくださった。病院コンビニのサンドイッチと野菜ジュースだけで籠城していた身には、胃袋にも心にも大きなエネルギーを頂いた。

ひとは、どんな深い苦痛を抱えていても、1つの理由だけでは倒れない。苦しい状態に、2つ、3つと小さな負荷がかかったとき、脆く崩れ落ちる。日赤では、林の容体以外に、院内の不可解な動きや、林と弟との確執にも悩まされたが、剣道部の兄貴たちの存在は私に正気にもどる時間を与えてくれた。

後日談になるが、林が亡くなったあと、通夜のお斎《とき》の席でのことだ。私は剣道部の面々から、林が童貞を失った日の珍事や、先輩に初めてキャバレーに連れて行かれた日のぶざまな姿などを事細かに聞かされる羽目になった。

林が、私と剣道部の仲間たちを会わせたがらなかった理由は、これだった。林がずっと恐れていたことは、やはり現実になったのである。

治療、中止

6月30日午前、この日も、苦しい透析がなんとか終わった。午後、ベッドで休んでいると、珍しくB医師が病室に顔を見せた。

「お世話になりました、私は来月から○○大学に帰りますので、今日で終わりです」

いきなり、そう切り出した。

私たちが日赤のドクターと思い込んでいた移植チームのB医師が、他院から来ていたことを知ったのは、このときが初めてだ。そういえば、その日は朝から病室前のナースセンターで「送別会」という言葉が飛びかっていた。

「じゃあ、移植に関する件は終了ということですか」

私があえて確認すると、B医師は、

「今後の方針は主治医にお聞きください」

そう言って、小さく会釈して出て行った。私はすぐB医師を廊下に追いかけて、少し時間をとってもらえないかと頼んだ。私なりに、このドクターとはちゃんとピリオドを打たねばならないと思った。小さな会議室で向き合って質問をした。

「先生、今の肝移植を前提とした治療を止めたら、林はあとどれだけ生きられますか」

「そんなこと、私の口からは……」

「これまでのご経験から、ある程度のことは予測できるでしょう」

「いや、正確なことは……」

「教えてください、別に当たらなくたっていいんです」

「数週間から、長くて1ヵ月かな。透析をどこまでまわせるかにもよりますが」

私は病室に戻ってベッドサイドに腰を下ろした。林にどこまで伝えたらいいのか、言葉を探しあぐねていると、林がひとりごとのように言った。

「移植チームの中心にいた彼が、まさか日赤のドクターじゃなかったとはな。A外科医も一度も来ないし、彼までいなくなるってことは、手術は厳しそうだな。でも、俺はどうしても最後の希望を捨てられない。まだ奇跡が起きて、生きることができるんじゃないかって思ってしまう……」

それから1時間ほどがたって、いつになく神妙な面持ちの主治医（B医師の日赤での上司）が入ってきた。主治医は努めて淡々と説明を始めた。

「今日、移植については中止、という判断をしました。血小板の数値がどうしても上がらないからです。骨髄穿刺の遺伝子検査でも、特別な病気が出たわけではないのですが、ご自分の力で血小板をつくる力がほとんどない。今は輸血で補っていますが、移植をしないということになれば、このまま輸血を続けることはもう……」

よりによって、林が「最後の希望」という言葉を口にしたばかりの宣告だった。

林はキッと目を見据え、はっきりとした声で質した。

「先生、それは、生きたいという僕の意志に反して、治療を止めるということですか」

主治医が、たじろいだ。

「いいえ、少しずつで……。ただ、このまま点滴を続けるのは倫理上の問題が……」

主治医は、それ以上、言葉を発しなかった。倫理上の問題——。つまり回復の見込みのなくなった患者を、これ以上、医療の力で生かし続けるわけにはいかないということだ。そんなことは林自身が誰よりも自覚している。

「分かりました。僕にはお別れをしなくてはならない人がいます。みんなとお別れをするまで、少し待ってほしい」

この後の医師のリアクションを、私は記録していない。覚えているのは、フェードアウトするように病室から出て行った白衣の細長い後ろ姿だけだ。

西側に開けた窓の外には、一面の夕焼けが広がっている。橙色と、どす黒い雲が混じりあい、どこか不気味に見えた。廊下からは、送別会に向かう看護師たちの華やいだ声が響いてくる。病院にはこんな大勢の医師や看護師がいるというのに、私たちだけ、無人島に放り出されたような気がした。

私は黙って林を抱いた。いつも大事なときほど言葉が出てこない。ただ抱きしめて、こみあげる嗚咽《おえつ》を嚙み殺した。その晩はふたりとも交わす言葉もなく、ほとんど眠れなかったと思う。

翌7月1日、看護師がいつもどおり輸血のバッグを運んできて、点滴が始まった。林はそれを複雑な表情でじっと見つめながら言った。

「医者っていうのは、残酷だな……。俺はこんなに頭がはっきりしているというのに、お前は死ねっていうんだからな。どうせなら、何日に死ねって、いっそ日にちを決めてほしいよ」

林と同じように回復の見込みのない患者であっても、意識レベルが落ちていれば、治療を差し控えても、死への衝撃は小さいかもしれない。しかし、林はあまりに明晰すぎた。

しかしひと晩たって、林は自分の中で少しずつ整理を始めているようだった。

「おい恵子、俺の手をしっかり握っていないと、あっという間に天国に行っちゃうぞ」

そう言って目じりにギュッと皺を寄せて笑って私を引き寄せ、手を痛いほど固く握った。思わぬ笑顔に、私は少し驚いた。そんな風に明るく振る舞うことで、自分を奮い立たせていたのかもしれない。

私はこの日、入院して初めて、車で30分ほどの自宅を急いで往復した。庭に咲いた真っ赤なドンファンというバラを摘んできて、病室の花瓶いっぱいに飾った。彼のために、ほかにできることが思いつかなかった。ほとんど回らぬ頭で必死に考えた。

——在宅に戻るには、もう、あまりに負担が大きすぎる。ならば病院で痛みのコントロールをしながら、病室を少しでも心地よくするしかない。いや、このまま徐々に治療を減らされていく拷問のような思いを味わうくらいなら、いっそ緩和ケアに移行することはできないか。もう、これからは林の苦痛を和らげること一点に傾注せねば。

私たちのいた病棟は救急の出入りが多かった。看護師の押すカートの音が日夜ガラガラと響く。隣の病室の男性はせん妄だろう、夜も朝もなく奇声をあげる。こんなところで死なせたくなかった。病院の案内図を見ると、外来には緩和ケアセンターがあり、私たちの病室の階下には緩和ケア病棟もある。緩和ケアの医師なら疼痛コントロールには長けているはずだ。

緩和ケアの不在

私は廊下に飛び出して、主治医をつかまえた。そして思いついたまま、緩和ケア病棟に移りたいのですが、と申し出た。すると主治医は困ったように首を傾《かし》げた。

「林さんの病気では、緩和ケア病棟には入れないんですよ」

言葉は明確だったが、意味が分からなかった。

「緩和ケア病棟に入ることができるのは、がんの方だけなんです」

「え？　林がもう近いうちに亡くなることは、間違いないですよね。それでもダメなんでしょうか？」

「それはおっしゃるとおりで、私もこれはちょっとおかしいとは思っているんですが、制度がそうなっているので、どうにもなりません」

勉強不足な私は、緩和ケアとは文字通り、間もなく亡くなる患者の苦痛をなるべく和らげ、治療を控えた状態で穏やかに看送るための医療だと思い込んでいた。だがそれは「がん患者限定」だという。今こうして正直に綴ることが恥ずかしいくらい常識に属する話だが、当時の私はただ混乱した。

誰だって亡くなるときは少しでも安らかに逝きたいはず、痛みを少しでも取り除いてほしいはず。それも医療の大事な役割だろう。尿毒症と戦わねばならない透析患者には特に、終末期をソフトランディングさせる環境が必要じゃないか。困っているのは透析患者だけではないはず、がん以外の大勢の患者や家族が色んな病で苦しんでいるのに。誰だって死の苦しみは怖いのに、なぜ、なぜ、なぜ――。

次々と疑問が湧きあがる。だが今は、目の前にいる夫の尊厳を守ることに全力を注がねばならない。

さらに院内を調べると、病棟の最上階には広めの個室が用意されていた。看護師に頼んで見学すると、少なくとも今の病棟とはまったく違う。廊下が絨毯で看護師の押すカートの音が響かず、ホテルの内廊下のようにフロア全体が静まり返っている。その分、差額ベッド代も高い。

林が入院して1ヵ月。そろそろ診療報酬の加算が減らされ、病院としては早く次の患者を入れたい状態になっているはずだと思った（医療費の増加を防ぐため長期入院になるほど診療報酬が下がる）。林がぞんざいに扱われることだけは防ぎたい。もう移植手術のための治療費も必要ない。ならば、せめて差額ベッド代くらい、めいっぱい払おうと思った。

病室のひとつを予約できた。広めの個室、といってもベッド脇にソファがひとつと大きめの風呂がついている程度のことだ。ただ大きなガラス窓が東側一面に開いていて周辺を一望でき、東京タワーが見下ろせた。ここが病室でなければ、眺望は最高だった。

主治医は、私たちを引き留めた。今の病棟のほうが看護師との人間関係もできているし、最上階の看護師は「この種の仕事」に慣れていない、いざというときに駆けつけるのが遅れるかもしれないという。主治医には診察のたび上階に足を運ぶ手間をかけるので申し訳なかったが、もう、私たちの優先順位はそこになかった。

最上階への引っ越しは7月4日に決まった。林が亡くなる3週間前だ。

狭い個室でも、それなりに荷物は増えていく。引っ越しの朝、私が一般病棟でバタバタ片付けをしていると、気心の知れた看護師がひとり、慌てて飛び込んできた。

「奥さん、せめて荷物を運ぶくらい、私たちにやらせてください」

そう言って手伝い始めた。その人は採血が下手で林は嫌がったが、どこか温かみがあった。私が深夜、洗濯物を抱えて廊下を歩いているときも、「私たちがしないといけないことを、奥さんがぜんぶやってくれていますね」と声をかけてくれた。

最上階のフロアに荷物を移し終えると、

「奥さん、頑張って！」

彼女はエレベーターの前でうっすら涙を浮かべ、小さくガッツポーズをしてみせた。

日赤医療センターには、こういう看護師が何人かいた。彼女たちの思いやりに、どれだけ励まされたか分からない。

透析、中止

最上階の病室に移ってからの林は、主治医に伝えたように、大事な人たちとのお別れのための作業を粛々と進めていった。

まず、剣道部の大河さんと元マネージャーの中井淳夫さんに何度も病室に来てもらい、自分の葬儀について頼みごとをした。葬儀で使う遺影は、私のパソコンの写真の中から選んで決めた。葬儀は家族と剣道部の有志で行い、ＮＨＫには一切知らせないよう徹底してくれという。忙しい後輩たちに迷惑をかけたくなかったようだ（実際は情報が漏れて、小さな寺が大混乱になった）。的確に段取りを進める姿は、プロデューサー時代の仕切りを髣髴《ほうふつ》とさせる。

義父は毎週水曜日の午後、病床の息子に会いに来た。30分の面会を終えて病室から出ると、毎回、エレベーターの前でガックリうなだれて深いため息を漏らした。

「こんな状態になってまで、あんなに頭が冴えわたっているなんて……」

誰に言うでもなく、いつも同じ言葉で嘆いた。

義母の足は病院から遠のいていた。弱り切った息子の姿は見るのも辛いと、私との電話口でいつも泣いた。自分の臓器を与えてまで生きてほしいと願った、そのわが子に先立たれる親の慟哭——。苦しんでいるのは、私だけではなかった。


週に3度の透析も、喘ぐようにして続いた。すぐにアルブミン投与を打ち切られるかと心配したが、林の直訴のせいかひとまず続き、胸をなでおろした。

私は、透析室の医師に、最近私たちが病室で話していることを伝えてみた。

「先生、今月から移植のための治療が中止になります。輸血やアルブミンの投与が減ってくると、透析をまわすのは、もっと大変になると思うんです。林はもう十分、痛みに耐えてきました。彼は自分の意識がなくなる前に、透析を止めたいと言っています」

医師は露骨に表情をひきつらせた。

「ええっ⁉　意識があるのに、透析を止めるっていうことですか？」

私が頷くと、慌てふためく様を隠そうともせず、上ずった声で続けた。

「そんなこと、聞いたことがありません！　自分から透析を止めるなんて、少なくとも、うちでは例が……。奥さん、意識がなくても透析はまわせますから大丈夫、安心してください。まわせるところまでまわすのが普通ですから、大丈夫です」

またも「大丈夫」という言葉が連発された。医師にとっては、透析をちゃんとまわすことが一大命題なのだ。医師なりに、私を励まそうとしてくれているのは分かった。

透析室からストレッチャーで病室にもどり、林が落ち着いたのを見計らって、私は透析医の言葉をそのまま伝えた。すると彼は表情を険しくして吐き捨てた。

「冗談じゃないぜ。意識がないまま透析なんか、まわされてたまるもんか」


その透析も、苦しさが増していく。

少しずつ口から食べられるようになって水分も取れていたので、毎回1・5ℓは引かねばならない。だが、途中からどうしても身体の痛みが増して、4時間の予定を3時間で切り上げることが増えた。カルテを見ると、レントゲンで胸水が増えてきているのが確認できる。透析医は少しでも腹水から引けないかと主治医に相談しているが、主治医は「さらなる体調悪化が懸念される」として腹水を抜かない選択を貫いた。

透析中に「寒い、寒い」と訴えるようになった。電気毛布をかけて温めても、酷い寒気は消えない。こういうとき、透析後には必ず高熱が出た。一晩中、39℃前後の高熱でうなされた。私は寝ずに付き添い、額に次から次へと噴き出してやまぬ玉の汗を拭き続けた。真夜中、林は私が顔を覗き込んでいることに気づくと、苦しそうな表情で私の頬を撫でたり、鼻をつまんだりする。

それが不思議なことに、朝になると信じられないほどケロッと平熱にもどる。

「透析をすると、どうも苦しくなるな」

私も、林と同じことを考えていた。命をつなぐための透析が、彼の身体を芯から痛めつけている。このあとの林の独り言ともつかぬ言葉は、今も私の頭から離れない。

「これまで俺は、なるべく人に迷惑をかけないように、なるべく人の道を外さないように、丁寧に生きてきたつもりだ。でも、なんでだろうな、俺の人生はずっと、病との闘いばかりだった気がする」


7月7日金曜日、林が亡くなる17日前。

透析を終えた林は、主治医の回診を待ち構えていた。夕方、医師が扉を開けて入ってくると、静かな口調で言った。

「先生、もう、透析はいいです。そろそろ楽になりたい」

1週間前、主治医は、「倫理上の問題」から、生命の維持にかかわる治療を減らしていくと林に宣告した。今度は、林が、自ら透析を止めると医師に返した。私には、命のボールを、林が自分の手に取り戻したように思えた。

「ご意向は分かりました」

冷静な言葉とは裏腹に、主治医の目が左右に小さく動く。その短い一言だけを残し、あっけないほどフイッと部屋を出て行った。

いったい、何のための透析なのか——。私がずっと抱え続けてきた問いに、林は自分の手で答えを出そうとしていた。

翌7月8日土曜日、主治医が朝いちばんで改めて林の意向を確認しにきた。

「先生、僕の気持ちは昨日お伝えしたとおりです」

林の口から無駄な言葉は一切、出ない。

「それは分かりました。ですが、透析は準備しますので。林さんが決めるのは、当日でいいですから」

主治医は、今度は用意してきたであろう言葉を冷静に並べてみせた。

透析を中止したら尿毒症はどうなるのだろうかと私が尋ねると、主治医は首を傾げた。彼は腎臓内科でも泌尿器科でもなく、肝胆膵外科の医師であり、尿毒症にはふれなかった。

「普通の肝不全の人はですね、脳症になって意識レベルが下がると、幸せな気分になって朦朧とするところがあるんですけど、林さんはアンモニアの値も低いし……。正直、透析中止による苦痛は読めません」

このときの透析中止をめぐるやりとりは、私たちにとっては重要な話だが、カルテにはなぜか記載がなかった。1週間後の7月15日の欄に書かれていたので、あとでまとめて書いたのだろう。だからこの場面の描写は、私のメモだけに依ることを書き添えておく。

7月9日日曜日、林は妙に調子がよかった。

待合室にあるレンジで私が温めたタオルを使って、ベッドの上で丁寧に髭を剃った。剃り残しは私に処置してくれと頼んだ。本当は美容師に病室に来てもらいたかったのだが、剃刀を使うことは禁止されていると分かってあきらめた。林は、自分の葬儀に備えて身づくろいをしていた。

排便は順調。食事も、少量ながら3食すべて固形物を食べることができた。夕方、林も病室で不在者投票をした東京都議会議員選挙を総括するテレビのニュースを見て意見を言いあったり、笑ったり、久しぶりに昔の空気で過ごせた。私はノートに細かな文字で書いている。


〈こんな体調が良いと、明日から透析を止めるという選択が本当に正しいのか、自信がなくなる　それでいいのだろうか　いや今の状態は輸血を続けているからであって、これがいつまでも続くわけではない　とても複雑〉


7月10日月曜日、林が透析を止めると言っていた日の朝がきた。

私は、朝いちばんで回診にやってきた主治医に、

「昨日からとても体調がいいんです。たぶん入院してから、いちばん元気でした」

林が口を開く前に、やけに大げさに伝えてしまっている自分自身に驚いた。

——この人を死なせたくない。

心の中で、そう叫んでいた。

林は私の気持ちを察したのか、小さく発した。

「これなら、まわせるかな……」

心なしか、主治医の顔も少し緩んだように見えた。

ストレッチャーのそばに付き添って透析室に向かいながら、私は自分の感情をもてあましていた。今日、透析をまわせば、もう少しだけ一緒にいられる、そう思うだけで涙がこぼれそうだった。冷静に話し合うふりをしながら、私は、林のそばに一日でも長く一緒にいたいと思っている。この期《ご》に及んで、どうしたというのだろう。これまでずっと死に向かって考えてきたというのに、林がこんな重い決断をしたというのに、なぜこんなに怯《ひる》むのか。もはや理屈では説明がつかない。

結局、この日の透析はほぼ痛みも寒気もなかった。透析スタッフも頻繁に様子をうかがいにきて、順調に1・9ℓも除水することができた。

ホッとして林の左腕シャントの止血をしながらベッドに座り込んでいると、主治医の命を受けた研修医が透析室に様子を見に来た。彼女はベッドサイドテーブルの上に置かれた透析の記録を覗き込み、「あ、結構いけてる！ やっぱアルブミンすごいわ」とはしゃいで、私たちの顔も見ずに足早に去っていった。

最上階の部屋に移ってから、看護師が22時と3時の2回、林の体位変換で病室に来てくれるようになった。褥瘡を防止するためだが、林の体位変換に苦労している私を休ませようと考えてくれたのかもしれない。とはいえ真夜中に人が入ってくれば、隣のソファで寝ている私も目が覚める。結局、作業を手伝う。彼女たちは、「奥さん、少し休んで」と気遣うようささやいて去っていく。

だが本当にすごい看護師は、音を立てぬよう忍び足でそっと入ってきて、必要なことを静かにちゃんとやって、またそっと出ていく。そのわずかな気配に気づいたとき、私はプロの仕事に黙って手を合わせた。そういう看護師が、この階にもいた。林のベッドサイドに置いた早慶戦の写真を見て、自分も剣道部だったと話した。どこか凜とした人で、林に何度も剣道のことを話しかけてくれた。林はもう私以外の人と言葉を交わそうとはしなかったが、彼女の存在はこの大きな病院の中で、唯一の頼みのように思えた。

水曜そして金曜の透析はまた、痛みと酷い寒気に見舞われた。そして夜通しの発熱。まれに神様が気まぐれで与えてくれたような良い時があっても、厳しい方向に向かっていることは間違いなかった。私はせっかく林が下した決断を、先延ばしにさせて、ただ彼の苦しみを長引かせているだけなのか。

金曜日、必死の透析を終えて病室に戻ると、夕暮れの病室で林が口火を切った。

「苦しいな。寒かったり、熱が出たり、……もう透析はいやだ」

私は何も答えることができない。

「このまま、土日に死ねないかな」

今度こそ、林の言葉を、私は心の耳で聴かねばならなかった。彼はまた月曜日から始まる透析を、受けたくないと言っているのだ。

「入院する前にさ、家で惠子に遺言を伝えた日があっただろう？　あのまま家で意識がなくなって死ねたら楽だったかな」

ここだけは反論せねば、と反射的に言葉が口を突いて出る。

「それは違うよ。あなたが入院して意識が戻ってからの時間は、天から与えられたものだと思ってる。お父さんやお母さん、息子、剣道部のみんなに、お別れの時間をたっぷり与えてくれた、私にだって」

「そう思ってくれてるなら、ありがたいけど……」

大事なところで、乱暴にメールの着信音が鳴り響いた。必ず応答せねばならない相手に設定しているチャイムの音だ。

ＮＨＫ時代の同僚である東野真プロデューサーからだった。２０１５年にＮＨＫスペシャルで制作した２本目の天皇制の番組は、東野さんのサポートがあったからこそ形になったといっても過言ではない。前年から番組を書籍化する作業が進んでいたが、なかなか届かなかった残りの原稿がこの日、ようやく届いた。締め切りまで、もう時間がない。

私が急いで原稿を読みあげていくと、林は、出来事の西暦や細かな表現の間違い、ニュアンスまで的確に正していく。淡々とやりとりを続けながら、私は圧倒された。余命を限られ、命の瀬戸際にありながら、なぜこんな精緻で冷静な判断を下せるのか。残酷にすら思えるそのシャープさに、心の中で叫びたくなる。

――こんな明晰な人の命を、なぜ、絶たねばならないの。

原稿の直しを済ませて東野さんにメールを送り終えると、林は待っていたかのように、

「さっきの話だけど」

と、話の続きを始めた。

「恵子には悪いけど俺はやっぱり、来週から透析を止めようと思う」

私はパソコンを抱いたまま、彼の顔がよく見えるようベッド脇に腰を下ろした。

「恵子には沢山やってもらったよ。自分が反対の立場だったら、ここまではできない。でも、もう、何のための透析なのか分からない。もう、予定もない」

私の口が、自然と動いた。

「明日、和美さんに、来てもらう?」

「何度も申し訳ないけど、こういうときは、和美さんしかいないよな」

魂の言葉を聴く

和美さんは、私の特別な親友だ。年齢は林よりも少し上で、どこか僧侶のような風格をたたえている。私にとっては実の姉貴のような人でもある。

林が入院したことを知ってから、和美さんは新幹線に乗って、何度も私たちの元に足を運んでくれた。鍼灸師や介護福祉士の資格を持ち、身体のことは熟知している。和美さんは透析の最中でも、林の痛みを和らげようと私と一緒に透析室のベッド脇に座り込み、林の身体をさすってくれたりもした。

林は和美さんにオイルでマッサージをされると、いつもウットリ寝落ちする。和美さんの肉厚で柔らかな手を、林は「仏様のような手」と言った。

「新《あらた》ちゃん、来、た、よ」

7月15日土曜日、ちょうど12時になったとき、おどけた声とともに病室のドアがゆっくりと開いた。待ち構えていた林の顔がパッと明るくなった。林は私といるときは椿三十郎なのに、和美さんが来ると別人になる。

和美さんは手土産をテーブルに置いてベッド脇に腰かけて林に向き合うと、すぐに切り出した。

「透析、止めるんだって」

林は、和美さんにだけは饒舌だ。

「うん、もう終わりだ。自分の身体がいうことをきかなくなっていくんだ。足はこんなに細くなってさ、今朝なんか、このタオルケットを動かせなかった。身体が動かなくなっていくというのは、もう恐怖だよ。これで手まで動かせなくなったらと思うと、とてもじゃない……」

そう言って林は両手を目の前にかざし、それをジッと見つめた。

「僕はね、自分の命を他人が握っているということが耐えられない。自分の命のことは、自分で決めたい。自分の意志を貫きたい。それは辛くて悲しいことだけど、もう仕方のないことだって分かってる」

一拍おいて、私にはぶつけぬ毒を吐き出した。

「ここの主治医がね、よりによって本当に慇懃《いんぎん》無礼なやつでさ」

和美さんがプッと噴き出した。

私は黙ってソファから立ち上がると洗濯物をバッグに詰め、足早に院内のランドリーに向かった。きっと林には、和美さんに聞いてほしいことがあるに違いない。それは私のいる前では言えないことかもしれないと思った。

30分ほどして病室に帰ると、扉の向こうで2人は笑い声をあげていた。和美さんが先週、訪ねたばかりの中国・山西省の世界五大仏教聖地・五台山の話を、林は興味深そうに聞いている。今春、私たちは犬養毅の取材で、孫文が眠る南京を訪れようと計画していた。大宅賞の副賞だった国際航空券を使うつもりだったが、それもとうとう叶わなかった。

林の笑顔を見て気が抜けて、私はソファに座りこんで目を閉じた。すると軽い眩暈《めまい》とともに、真っ暗な奈落に引きずり込まれそうな感覚に襲われた。

——あっ、まだ気を抜いちゃいけない、そう思って座り直す。

和美さんは、私が帰ってくるのを待っていたかのように林に投げかけた。

「ねえ、新さん、なんで恵子を選んだの？」

「さぁな、恵子はね、正直なんだよ。今日び、正直な女はいないから。ただね、こいつの場合は正直のうえにバカが付いて、真面目のうえにクソが付く。こいつが変なやつに騙されないよう、和美さん、ちゃんと見張ってやってよ、頼んだよ」

和美さんは私に聴かせるように続ける。

「新さんは、人生でやり残したことはないの？」

「ううん、やりたいことはやったな。悔いはないよ。犬養毅の小説だけが途中だけど、それは恵子が続けてやってくれると言ってるから」

私は思わず口をはさんだ。

「私で、できるかな」

和美さんが引き取った。

「できるって。身体は滅びても、魂は消えないから。恵ちゃんが困ったときはね、新さんが助けてくれる。探している資料がすぐに出てきたりとかね」

林が声をあげて笑う。

「俺がいくらサインを出しても、こいつ、本当に鈍感だから気づかないぜ。書棚から本を落とすくらいじゃダメだ」

言いながら身体を苦しそうによじる。

「あぁ、あと10年……。70歳くらいまで、恵子とふたりで生きていたかった」

窓の外は、灼熱の日差しで街全体が白くかすんで見える。今年は、季節がなかった。気が付けば、いつの間にか夏、連日の猛暑だ。暑すぎてセミの声すら聞こえない。東京タワーも、どこか干上がっているように見える。わが家のバラは一滴の水ももらえず、可哀そうに枯れているだろう。

この日の午後は、３人きり。１階のタリーズから飲み物や軽食を取り寄せたりしながら、信じられないほど穏やかな時間が過ぎた。

和美さんは帰り際、病棟のエレベーター前の待合室で私を強く抱いた。仏様のような温かな手で、私の背中を何度も何度も撫でた。

あさって月曜日、林は透析を止める。

私は、最後まで林といっしょにいる。

新月の夜

7月16日 日曜日

林は夜明け前からぱっちりと目を開けていた。ソファから「おはよ」と声をかけると、おととい、原稿にチェックを入れて打ち返した東野さんへのメールに付け加えたいことがあると言いだした。一晩中ずっと考えていたのだろう。

「恵子、あの原稿、あとがきが付いてなかったよな。きっと東野は困っているんだと思う。俺が彼をこの番組に無理やり引き込んでしまったから……。だから東野に、参考用のメモをつくってやりたい。今から俺が口述することを、打ち込んでくれ」

そう言って、自分が番組に込めた思いを語り始めた。私は手元のパソコンに林の言葉を一言一句、漏らさぬよう打ち込んでいたが、思わず、

「ちょっと待って」

と作業を中断した。なぜなら、それはメモではなかったからだ。

象徴天皇の営みと敗戦の記憶、天皇と国民の距離、そして長年の戦争取材から見つめ直した象徴天皇の果たすべき役割。それは林自身が、長い思索の果てにこのテーマに何を見たのか、制作者人生をモノローグ（ひとり語り）で総括する内容だった。

「新ちゃん、これはメモじゃない。もし私が東野さんだったら、たとえこの文章がメモとして送られてきても、あとがきに使うよ。だから、そういうつもりで仕上げない？」

「恵子、手伝ってくれるか」

林が初めて、仕事のことで私に助けを求めた。

病室には参考文献も何ひとつない。それでも林は、自分の胸のうちに秘めた思いを率直な言葉で滔々と語る。これまでの理詰めの林とは思えないほど、まっすぐな文章だ。

私はそれを必死にパソコンに打ち込む。文章のブロックがまとまると、パソコンの画面を林に見せて直しを入れる。私がアイデアを出すと、林はそれを上手に組み入れて、次のブロックを立ち上げる。ときに「天壌《てんじょう》無《む》窮《きゅう》」の変換に手間取る私を、「まったく、お前はなぁ」と苦笑い。わずか4枚程度の原稿に、2時間ほどかかった。林の命の灯が消えようとする間際まで、私は彼とともに仕事をすることができたことを誇りに思う。

林の死後、東野さんはやはり、林の「メモ」をあとがきに使いたいと申し出てくれた。制作スタッフの皆さんや新潮社の編集者、横手大輔さんも最大限の配慮をしてくれた。私たちがこの日、病室で交わしたやりとりは、『日本人と象徴天皇』（「ＮＨＫスペシャル」取材班・新潮新書）

のあとがきに刻まれている。

7月17日 月曜日（亡くなる7日前）

早朝、主治医ではなく、研修医が透析の意向を確認しにきた。林は頭から布団をかぶっていたので、私が代わって答えた。

「透析は、もう止めます」

午前中、洗髪の上手な看護師さんがきて、2人で林の髪を丁寧に洗ってくれた。午後はシーツ交換もあった。林が大切にされていることが嬉しい。

夕方、回診にきた主治医は、抗生物質の点滴も止めましょうと言いだした。私がビックリして理由を尋ねると、主治医は短く答えた。

「全部外したほうが、分かりやすいですから」

何が分かりやすいのか、今でもよく分からない。延命措置を止めることと、医療をすべて打ち切るということは同義ではないはずだ。

私が心配したのは、入院する前から左足の親指が深爪をした傷から化膿し、悪化していたことだ。ICUでは抗生物質の点滴や塗り薬、鎮痛薬のトラマールで症状を抑えた。その後も点滴を続け、塗り薬とガーゼ交換で処置し、痛みは和らいでいた。抗生物質を止めて痛みが酷くならないのか、不安に思いながらも口をつぐんだ。波風を立てず、静かな環境を保ちたかったからだが、このことだけはのちに後悔することになる。

ずっとベッドの足元に座り、林の身体をさすり続けた。

こうして彼にふれることができるのも、もうあと何日だろう。二度と返らない時間が愛おしく思えて、必死に手を動かしていたというのに、ついウトウトしてしまった。どのくらい時間がたったか、ふと頭を上げると、柔らかな夕暮れの光のなかで林がじっと私を見つめていた。あんな慈悲深い眼差しを、私は知らない。

「あれ、寝ちゃったわ」

私がおどけたふりをして、その場をやり過ごそうとすると、林は痩せ細った両腕を私のほうへ伸ばしてきた。

思わず林の胸に飛び込んで力任せに抱きしめた。林は、「く、る、しいぞ……」とうめき声をあげた。

7月18日　火曜日

前日からの微熱が少し収まる。主治医が来ると林は、

「少しずつ眠る時間が増えています。呼吸が少し苦しくなっています」

はっきりと自分の症状を伝えた。特に処置は取られない。便秘が苦しいというので座薬を使う。口に入れたのは桃のゼリー、ハーゲンダッツ1個。

午後、口腔ケアの歯科衛生士2人が来て、いつも通り丁寧な処置をしてくれた。このときばか

りは林の表情もなごむ。彼女たちにお世話になるのも、もうこれで最後だ。

朝に聞いた、「呼吸が苦しい」という言葉が耳に残っていた。最後の透析では十分に除水ができていない。尿毒症がこわかった。

夜になって、主治医が回診にやって来たとき、点滴をこのまま入れ続けていて大丈夫だろうかと尋ねてみた。まったく普通の会話だったのに、いつも冷静な主治医が突然、声を荒げた。

「あなた！　目に見えない水分が蒸発してるって、知らないんですか！　こうしている間にも水分は蒸発してるんですよ！」

よほど虫の居所が悪かったのか、部下を叱りつけるような物言いだった。私は反射的に固く身構えた。私の反撃の気配を察した林が、間髪を入れず割って入った。

「恵子、もういいよ、心配しすぎだ」

深呼吸して目をつぶり、怒りの導火線に着きかけた火を黙って消した。代わりにノートにはこう書きつけている。

〈こんな医師に緩和ケアなんかできない　なぜそんな物言いをする〉

信頼関係がベースにある医師と患者なら、こんな大切な時に、間もなく亡くなる人を前にして、こんなつまらないやりとりにはならなかっただろう。私には、この医師の考えていることが、最後までよく分からなかった。

7月19日　水曜日

この日はふたりとも一睡もせず、夜通し話をした。ノートには、〈明瞭な言葉で会話を交わした〉と書いているが、内容は思い出せない。

午前中、左の足先が痛いと訴え始めた。分厚いガーゼから滲出液《しんしゅつえき》と血が滲んでいる。痩せこけた顔に、深い苦悶が浮かぶ。そうとうな痛みだと思った。経口で服用しているトラマールは、もう効いていない。抗生物質の点滴を止めて、1日半が過ぎてのことだ。

午後、皮膚科の医師が病室に来た。林の足先の様子を見ると、為すすべもないと言わんばかりの表情で言った。

「この指先の状態では、麻薬系の鎮痛剤で抑えるしか手がありません。こういう真皮層《しんぴそう》の痛みというのは、本当に痛いものですから……」

痛みを抑えるにはもう、鎮静（終末期の苦痛緩和のために鎮痛薬を投与し、意識水準を下げる医療行為）に向けて薬を増やしていくしかないという意味だろうと思った。

痛み止めの点滴トスパリール（ペンタゾシン）が届いたのは、痛みを伝えてから半日ほどたった夜になってからだ。トスパリールは、皮膚科の医師が言った「麻薬系の鎮痛剤」ではなかった。明け方まで2回ほど使ったが、痛みが収まる時間は短い。

私は下の階に下りて、主治医に訊いた。林の苦しみようがこれまでと違う、皮膚科の医師が言っていた方向で持続的な鎮静を始めてもらうことはできないのか。また怒鳴られようとも、林の痛みを抑えることが最優先だと思った。

「いえ、そういう薬の使い方は、できないんです」

言下に断られた。

鎮静は使い方を誤ると、患者の本来の寿命より早く命を絶つことになり、安楽死の幇助《ほうじょ》になりかねない。だから、患者の状態に合わせて、鎮静の深さや長さを調節していくスキルが問われる。痛みと生命維持のせめぎ合いの中で、医療現場では過去にいくつもの裁判が争われてきた。主治医は法的に正しい対応をしたといえるのかもしれない。

私は仕事柄、死の現場がいかに厳しいものかは理解しているつもりだ。だが、もう数日で死ぬと分かっている患者を、とことん苦しませたうえでしか対処できないというのなら、緩和ケアとは何のためにあるのだろう。いや、そもそも、緩和ケアの専門医がいないこの病棟で、緩和ケアなど最初から機能していないのだ。

林はベッドの上で身動きもできず、ただ唸りながら痛みに耐えている。これはひとつの人生の幕を下ろすために、本当に必要な痛みなのか。私はこのときほど、安楽死の実現を心から望んだことはない。

7月20日 木曜日

朝から38℃の熱。足先の痛みは続いている。解熱鎮痛剤アセリオを点滴すると、少しの間だけ平熱まで下がる。

林は、主治医の回診時にもう一度、はっきりと訴えた。

「熱は下がったけど、足はすごく痛い。そこをもっと対応してもらいたい」

主治医は、座薬を使いましょうという。またも麻薬系の鎮痛剤はスキップされた。座薬で効くのかと声が出そうになるが、我慢して呑み込んだ。主治医はまだ鎮静に入るつもりはないようだ。いつまでこんな我慢をせねばならないのか。

12時10分の看護記録には、こう書かれている。

〈下肢痛は常に８／10であり、鎮痛剤を使用する頃には10以上／10に増強している。トスパリール投与直後は１時間ほど緩和するが、それでも７／10程度。ＫＴ＝38・０で解熱していない〉

続いて15時57分の診療記録には、薬剤師が鎮静について検討した形跡がある。

〈透析患者におけるオキシコドン（麻薬系鎮痛剤）のデータはほとんどない。腎機能障害患者でＡＵＣ（血中薬物濃度）が１・６倍増加という報告はある。Ｖｄが大きいため透析ではほとんど除去されない。減量が必要ないという報告もあるが、以上をふまえると投与量の減量、投与間隔の延長など慎重な投与は必要〉

終末期の透析患者について、有用なデータを持っていないことがうかがえる。

緩和ケアを受けることができないにしても、主治医はせめて院内の緩和医に相談をしてくれなかったのだろうかと、私はカルテを必死に探したが、該当する記述を見つけることはできなかった。のちの取材で、別の大学病院の緩和医から、林のケースでは肌に貼るタイプの経皮吸収型の持続性疼痛治療剤が有効に使えたはずなのに処方されていないのが不思議だと指摘を受けた。

午後一番で林の両親が見舞いにきた。透析を止めたことは電話で伝えてあるから、２人とも覚悟のうえでの見舞いだ。

この2日前、聖路加国際病院名誉院長の日野原重明先生が亡くなっていた。林は義母に「母さん、日野原先生に手を合わせたか？」と聞いた。日野原先生のご子息のひとりは林の職場の先輩で、義母は以前、日野原先生にお世話になったことがあった。

義母が虚を突かれて狼狽すると、林は「母さんは、そういうことをちゃんとしないからいけない。せめて病院の方向に向かって手を合わせるくらいしないと」と厳しくダメを出した。

息子のいつになく尖った口調に、義母が涙ぐんだ。息子の死が目の前に迫り、義母の心は弱り切っていた。林らしくなかった。きっと下肢の痛みがそうさせるのだ。これが義母との最後の会話になったことが悔やまれてならない。

16時前、癌疼痛にも使われるオキノーム2・5㎎が処方された。服薬すると少しの間だけ楽になったが、夜になると足先の痛みがどんどん増してきた。足の指先が黒ずんで壊疽《えそ》が進み、肉が腐るような強烈な臭いが室内に漂い始めた。

「人生で、こんなに痛いことはなかったほど痛いよ……」

林は声にならぬ声で訴えた。

眉間に浮かぶ苦悶の皺は、もう刀傷のように深い。当直の研修医に事情を伝えて、すぐにでも鎮静をかけられないものかと頼みこんだが、

「私では判断できないんです、先生（主治医）は朝まで連絡がつかないので……」

彼女は逃げるように病室を出て、そのまま帰ってこなかった。

明け方までに7包のオキノームを服用するも痛みはまったく収まらなかった。林は「人生最大の苦痛」に悶絶し、私は人生最大の心の痛みに慟哭した。この晩は、文字通り生き地獄だった。

看護記録に、研修医はこう書いていた。

〈オキノーム1時間（間隔）でもコントロール不能　アセリオは無効？〉

不幸中の幸いで、この日の当直看護師は元剣道部の彼女だった。姿を消した研修医に代わり、私たちに向き合ってくれた。彼女は、主治医が出勤してきたらすぐ事情が伝わるよう、院内の連絡用メモに細かく書き込むという内容を私に口頭で説明した。

「奥さん、何が起きているか私、ちゃんと見てますから。もう鎮静ですよね。鎮痛薬を静脈から持続的に入れ続けて、特に痛いときはフラッシュという方法で追加する方法をとってほしいと具体的にドクターに伝えますから、もう少しだけ辛抱してください」

7月21日　金曜日

10時、ようやく鎮痛剤の持続投与が始まった。林が「人生最大の苦痛」を訴えてから医師の出勤を待って判断が下されるまで、またも半日かかった。病院の使命は救命。だとしても、死にゆく患者はこうもあとまわしにされるものなのか。

使われた薬は、強オピオイドといわれる癌疼痛用のオキファスト。前日、薬剤師が検討していた種類の薬だ。1時間0・2㎎を、右内頸の中心静脈から連続して入れ続ける。

手元に、シリンジポンプという注射器のような小さな器具の入った装置がセットされた。看護師が言っていた「フラッシュ」だ。林が痛みを訴えるたび、私がシリンジポンプのボタンを押して、追加でオキファスト1回あたり0・1㎎を入れる仕組みである。

しかし、午後になっても痛みはひかなかった。ほぼ1時間ごとにフラッシュを続けた。激痛に顔は歪み、手足をさすってみても、もはや気休めにもならない。痛みで手先が硬直し、ウンウン唸る。熱が39℃まで上がってきた。手足が熱く、血圧は下降気味。アセリオを点滴で入れると、少しの間だけ熱が下がった。口が動かしにくくなってきたようで、話しかけると「俺は、ゆっくりしか、しゃべれない」と訴える。

夜になっても痛みは続く。鎮静を始めたというのに、効果はほとんどない。右内頸からのオキファストを0・1㎎から0・2㎎に増量。さらに鎮痛剤ロピオンが点滴で追加されると、ようやく表情が和らぎ、フラッシュの間隔が4時間以上、空いた。のちに緩和医にカルテを確認してもらったところ、定時の流量が痛みを抑えるには全く不足しており、終末期の痛みがマックスに達したまま対処しないでいると、それを薬で抑えるには半日以上かかると聞いた。

私は、ほぼ飲まず食わずで、ひたすらベッドとトイレの間を往復した。ふと、自分の視界が中心から45度くらいにまで狭まっていることに気づいた。ブリンカー（遮眼帯）をつけられた競走馬のように、両目の端が黒く途切れてしまって何も見えない。足元にも力が入らない。歩くと、まるで身体がフワフワと浮遊しているみたいで、地面に接している感覚がない。

でも、まだ倒れるわけにはいかない。

7月22日　土曜日

空が白み始めた4時過ぎ、痛み止めが切れたのか、林が足を曲げて抱えようとした。「痛む?」と聞くと、「痛い」と答える。

すぐにフラッシュする。フラッシュはまた1時間間隔に戻った。もうずっと、痛みの海で溺れ続けているような状態だ。

8時、今度はお腹が痛いとゼスチャーで示す。さらにフラッシュをする。

9時、表情が少しだけ和らぐ。私の目をじっと見つめたまま、痛いほど手を握って離さない。

10時、林が少し落ち着いたのを見計らって、看護師たちが大勢でシーツ交換にくる。シーツを替える傍ら、別のスタッフが林の身体をタオルで拭き、同時に別のスタッフが足を洗って血まみれのガーゼを取り換えてくれる。

「林さんの肌はどこも乾燥していないし、褥瘡もないし、本当にきれいですね。奥さんがずっとオイルでマッサージしてきたからですね」

そんな言い方で、私を励まそうとする。林の負担を小さくするためだろう、ものすごい作業量を大勢で一気に済ませて、サッと去っていく。みんな額に玉の汗だった。

移植中止が正式に決まったあとの看護記録には、こう書かれていた。

〈妻は氏のことを全て受け入れようとしている。今のところ疲労は見えないが、全てを抱えてし

まい、自分を責めるような言動が見られるため、妻を労《ねぎら》い、やってきたことを認めていくことで妻をフォローするように〉

12時、オキファストのベースを1時間あたり0・2㎎から0・3㎎に引き上げる。追加用のフラッシュも効果は短く、1回あたり0・6㎎に増量。昨日から追加したロピオンも一日2回から4回の指示に変わる。痛みに関するすべての対応が周回遅れのような気がしてもどかしい（結局、この日の夜までにフラッシュは2倍以上の1・5㎎まで増量された）。

午後、地方から息子が駆けつけてきた。透析を中止したことは伝えている。林と息子、2人きりでお別れをさせねばと思い、息子にフラッシュの方法を教えた。

「新さんはもう言葉が出にくくなっているから、痛いって言えないの。だから、もし顔をしかめたり、足を動かしたりしたら、それは痛いというサインだと思って、ここのボタンを押して痛み止めを入れてあげてね」

息子は不安がったが、私は1時間だけと言って、なかば強引に外に飛び出した。少しでも体を動かして「その時」に備えねばならないと思った。

病院の外は連日、酷暑が続いていた。刺すような日差しを背に受けながら、坂を下れば、陽炎の向こうに広尾の街が広がる。私たちがすぐそこでギリギリの命のやりとりをしているというのに、道行く人たちはみな楽しそうで、まるで別の国に来たようだ。私はたぶん夢遊病者のように灼熱の街を目的もなくさ迷い歩いた。

40分ほど歩いて病室に戻ると、息子のすがるような眼差しが待っていた。フラッシュはしないですんだと胸をなでおろしている。

ベッドの両側から林をはさんで、今後のことを静かに、穏やかに、話しあった。私たちのそんな姿を見せることで、林に少しでも安心してほしかった。

夕方、息子が名残惜しそうに病室を去った。彼の姿がドアから消え去るその間際まで、林はずっと息子のことを目で追いかけていた。

7月23日 日曜日

足の状態は、どんどん酷くなっていく。

指先は5本すべて真っ黒だ。指のみならず足の裏にまで壊疽は進んできている。病室に漂う腐臭には、もう慣れた。皮膚の真皮層の痛みは、この世でもっとも辛い痛みだと聞いた。ずっと尿毒症を恐れていたというのに、それは酷くはならなかった。足の痛みにこれほどまで苦しめられようとは。

私は林の表情の少しの変化も見逃すまいと、夜明けからずっとベッドサイドでフラッシュを押し続けた。こんな身を切り刻まれるような辛い作業は、人生でもう二度とないだろう。しかし、林とは会話が交わせなくなってきている。本当に彼が痛がっているのか、私の判断だけでこのままフラッシュのボタンを押し続けてもいいのか、まるで私の手が、林を死に追いやっているような恐怖を覚えて、思わず和美さんに電話する。

「恵ちゃん、迷ったらだめ！　ちょっとでも苦しそうだったらマックスで入れる！」

強い言葉に、また背を押される。

暫くして、主治医が病室にやってきた。

「まさか、今朝までもつとは思いませんでした。薬の量から昨晩あたりと思っていたんですけど。やっぱりお若いから心臓がお強いんですね。もう、今夜あたりでしょう」

一瞬、耳を疑ったが、あまりの堂々たる物言いに、あ、この人には悪気はないのだ、と思えた。もう怒りはちっとも湧いてこない。私に残る力は、すべて林のためにある。


11時半、フラッシュでオキファストを入れ続けるも、痛みが酷いのか、身体が痙攣をおこす。驚いてナースコールをして看護師を呼び、体位を変えてもらうと落ち着いた。

午後もずっとフラッシュが続く。血圧は60／40あたりを行ったり来たり。それでも私が声をかけると、口を開けようとしたり、まばたきをしたりして必死に応えようとする。まだ、林には私の言葉が届いている。伝えるべきこと、感謝の気持ちは、何度でも繰り返し言っておきたいと思った。

「新ちゃん、この病院で痛い思いばかりさせてきたけど、あなたはみんなとお別れをしてくれて、みんなに思い出を残してくれた。私は今が一番、幸せだよ」

こんな苦しみを林に味わわせ、何もできないでいる自分を呪った。それでも林に、人生最後の日々を後悔してほしくなかった。私が泣けば、彼が悲しむ。絶対に泣くものかと声をうわずらせる私に、林は何度もまばたきをして応える。

19時、オキファストもロピオンもずっと入れ続けている。フラッシュのボタンを押す指は、もう麻痺したかのように何の感情もまとわない。

昨晩は1分で10回は数えられた呼吸が、5～6回とゆっくりになってきた。血圧は、もう計測できなくなりつつある。

看護師たちは昼から、病室にほとんど姿を見せなくなっていた。ナースセンターにも、林の血圧や脈拍を示す心電図モニターが置いてある。だから彼女たちには器械が判定するところの臨終が分かる仕組みになっている。

何時間かぶりに病室のドアが遠慮がちにノックされ、隙間から「酸素マスクを用意しましょうか」とうかがう声が聞こえた。

私は短く礼を言って断った。

7月24日 月曜日

日付が変わると、林の身体は、もうなんの反応も見せなくなっていた。薄目を開けたまま、ただ静かにベッドに横たわっている。

窓の外は真っ暗闇だ。空のどこを探しても、月が見えない。東京の街は深く眠ったまま、東京タワーの足元あたりの小さなランプだけが静かに明滅している。こんな無慈悲な闇はないと、心から天を恨んだ。今夜くらい、せめて月の光にだけは、この絶望的な暗闇の一隅でも照らしてほしかった。

2時。

ずっと私の手をにぎり続けた細い右手に、だんだん力が入らなくなってきた。声をかければわずかにキュッと動くけれど、さして力はない。この人の手は、こんなに小さかっただろうかとジッと見つめる。

彼の足先の壊疽がこれ以上すすまないよう祈りながら、そして彼の死後、少しでも遺体の状態を保てるようにと、室内のエアコンの温度は一番低く設定したままだ。そんなことを想定してしまう自分をどこか嫌悪しながら、私は自分の身体に毛布を巻き付けた。足の先から震えが這いあがってくる。寒い。凍りつきそうだ。つい居眠りをして、身体がベッドサイドから床に崩れ落ちてしまったのに気づかなかった。

どのくらいたったのか、看護師が勢いよくドアを開けた。

「林さん、バイタルが……！」

看護師の声に、私は慌てて身体を起こしてベッドに取りついた。「新ちゃん！」と叫ぶと、モニターの血圧の欄に、60、という数字がパッと表れる。

「こういうとき、ご家族が離れると息を引き取られることがあるんですよ」

看護師の言葉に、私は慌ててベッドガード（柵）にしがみ付いて姿勢を正した。

3時38分の看護記録には、私が看護師にこう話したと書かれていた。

〈最後にした約束が手を握っていて、でしたから。だから離したら、やっぱりダメなんですね。でも、手はまだ温かいから、彼は頑張ってくれているのかなと思います〉

4時。

半分、目を閉じかけたままの林の顔をぼんやり見つめながら、額を撫でた。冷たい頬も、瞼も、睫毛も、鼻も、唇も、苦痛に刻まれた皺さえも、今、手を伸ばせば届くところにある、彼のすべてが愛おしかった。

遠い夏の日に聞いた、林の言葉を思い出す。

――俺の左腕は、こんなことになってるんだ

――俺で、いいんだな?

日に焼けた、逞しい左腕のシャントを林が初めて私に見せたのは、12年前の夏。あの日も、7月の夜だった。

すっかり痩せて細くなった左腕――。あのときと同じ、シャント瘤のコブがポコポコと山脈のように並んでいる。私はその小さな塊に手を伸ばし、そっとふれた。病と闘い続けてくれた左手を、ねぎらいたかった。この柔らかな皮膚が透析の針に貫かれることは、もうない。病との闘い

は終わったのだ。

そして、右手――。この手で林は私の手を強く引き、ともに生きてくれた。私はそれを離すまいと必死で握り、歩いてきた。その右手は今、どんなに強く握りしめようとも、ぴくりとも動かない。

私は林にすがって思い切り号泣した。感情を、もうコントロールできなかった。

そうするうち、呼吸が止まった。

看護師たちが駆けつけて来て、当直の医師が死亡宣告をするのは、もう少しあとのことだ。私たちは、私たちの時間の中で、お別れをした。

ひとりぼっちになった病室は、針が床に落ちる音すら響きわたりそうなほどの静寂に包まれている。東側の窓の向こうに、オレンジ色の明かりが滲み始めた。無慈悲な闇が、朝焼けに溶けていく。

新月の夜明けだった。

第二部

第6章

巨大医療ビジネス市場の現在地

喧騒の透析機器展示会

２０１９年6月、私は横浜市内で開催された透析機器の展示会場にいた。

展示面積2万平方メートル、天井高19メートルという国内屈指の巨大な展示場に、透析医療メーカーが勢ぞろいでブースを出展。旭化成メディカル、バクスター（現ヴァンティブ）、東レ・メディカル、ニプロなどの営業マンたちが、隙のないスーツ姿に爽やかな笑顔で自社製品を売りこんでいる。

活気に満ちた会場に足を踏み入れたとき、私は奇妙な感じを抱いた。ほんの2年前、週に3度は目にした透析機器、ダイアライザー（ろ過装置）、点滴セット、血圧測定器の類いが、鮮やかなＬＥＤ照明に照らし出され、最新の「商品」として陳列されている。商談の花があちこちで咲き、透析業界がいかに巨大な医療ビジネス市場かを実感させられるようだ。

手元のノートに所感をメモしながら歩いていると、

「ドクター、ご覧ください！」

「ドクター、どうぞこちらに」

客引きのような声が方々からかかる。

私の首には「PRESS」と表示した入場許可証がぶら下がっている。だが、この会場でジャケットにスラックス姿の中年女がペンを片手に歩いていれば、ドクターとしか映らないようだ。

まして2年前まで、透析器の先に繋がれていた患者の家族とは夢にも思わないだろう。

そう、この展示場に並べられたピカピカに輝く透析機器の先には、生身の人間がいる。透明なカテーテルには血液が流れ、ダイアライザーも真っ赤に染まる——。脳裏に浮かぶ遠くない日の光景を振り払いながら、私は会場を歩いた。

ある企業のブースの前で足が止まった。透析器のとなりに「在宅血液透析」というパネルが添えられている。

——え、家で透析ができるの？

近寄ってよく見ると、透析器を家に常置し、通信ネットワークWi-Fiを使ってクリニックに透析のデータを送る仕組みだと書かれている。他にも「見守り支援システム」という遠隔診療を説明するパネルもある。これまで透析とはクリニックに通って行うものだと思い込んでいた私は、透析と遠隔医療という組み合わせに驚いた。慌ててメモを取り始めるとすぐ若い営業マンが飛んできた。

「遠隔医療にご関心がおありですか？　まだそう広まっていませんが、これからは在宅で透析をすることも視野に入る時代になります。わが社ではすでに全国で500件くらい導入したケースがあります」

聞けば世田谷区内のわが家の近所でも最近3件、このメーカーの在宅透析器を導入した患者がいるという。もちろん透析器を扱うために事前のトレーニングは必要だし、透析用の太い針を自分で刺さねばならないし、水道代もかなりの負担になるから、そう簡単な話ではない。営業マンの説明が熱を帯び始める。

「遠隔医療が走り出したというのに、透析業界は後れをとっている感じがありますね。夜間透析のためにクリニックにわざわざ通っている患者さんもいますが、このシステムなら自宅で寝ていてもできるんです。遠隔診療なら、ドクターの皆さんには、間もなく始まる〝働き方改革〟のご提案もできます」

確かに家で透析ができれば、患者の負担はまったく次元が違うものになるだろう。医師の側にとっても訪問診療には高い診療報酬がつくから、悪い話ではないかもしれない。だが、疑問も浮かぶ。饒舌なトークに割って入った。

「でも、皆さんメーカーのお立場からしたら、クリニックが一括購入してくれて、その後のサポートもまとめてできるほうが楽でしょう?　遠隔診療で透析器が故障なんかしたら、患者の家をいちいち個別に回らないといけないし」

すると営業マンは、芝居がかった風に眉間にしわを寄せてみせた。口調がやや抑えたトーンに変わる。

「われわれの業界は、これまで儲けすぎました。透析といえばビルが建つと言われてドル箱でしたけど、これからは人口が減っていきますし、そのうちクリニックのベッドも空いてきます。ドクター、そろそろ、われわれも患者さんのQOL（生活の質）について考えないといけない時代がきました」

この営業マンも私のことを医師だと思いこみ、本音を漏らしたようだ。このまま会話を続けるのはアンフェアだと思ったので、私は首からぶら下げたホルダーを提示して自分が取材者であることを告げた。すると彼は急に顔色を変えて、慌てて上司を呼びに行った。本音トークの続きは聴くことができなかった。

展示会場の隅には、透析関連の書籍を一堂に集めたコーナーがあった。透析医療の関係者が群がるように長テーブルを囲み、次々に本を手に取っている。仮設のレジには長い行列ができていて、紙の本がこんなに売れているのは久しぶりに見た気がした。

透析ケアQ&A、腎疾患マニュアル、透析療法最前線、血管診療の手引き、糖尿病対策、高齢者医療ハンドブック、オンラインHDFの使い方、臨床と腎生理、栄養療法等々、透析をめぐる、ありとあらゆるテーマの書籍が並んでいる。

隅から隅まで探してみたが、やはり透析患者の終末期の問題や、腎不全領域の緩和ケアについて書かれた書籍はほんの一冊も見当たらない。まるで透析患者に、死は永遠に訪れないかのようだ。

高齢化する透析患者

透析は、腎臓病患者の命を救う革命的な医療として広まった。早逝を運命づけられた多くの患者に、生きる希望を与えてきた。

透析になる患者は、決して特別な人ではない。原因疾患は糖尿病や高血圧症など、生活習慣病から透析に至る人が多い。今や20歳以上の国民の7～8人に1人が慢性腎臓病（CKD）という試算もあり（一般社団法人日本腎臓学会編「エビデンスに基づくCKD診療ガイドライン2023」より）、透析予備軍はかなりのボリュームで存在する。

透析患者の数は2023年現在、約35万人。国民の約360人に1人の割合だ。

日本透析医学会が公表する「わが国の慢性透析療法の現況」（2022年版）によれば、透析を始める年齢は上昇の一途で、透析導入患者の平均年齢は71・42歳。すでに透析治療を受けている慢性維持透析患者の高齢化も進み、平均年齢は69・87歳。おおまかに計算すると、透析患者の7割が65歳以上の高齢者に該当する。

高齢患者の増加が著しい一方で、透析患者数の伸び率は、意外なことにここ数年横ばいが続く。透析に関連する資料には依然として「透析患者は増加の一途」という定型表現が使われがちだが、現実は先の展示会場で営業マンが漏らしたように、2022年末の数値は前年比で初めてわずかながら減少に転じ、今後、この傾向が続くことも予想されている。

つまり透析業界は近年、質、量ともに転換期を迎えている。

患者の高齢化が進むと、合併症を発症しやすくなる。認知症を抱える比率も高まる。すると透析を維持すること自体が、患者に過剰な負担を強いるようになる。生活を支える治療であった透析が、延命治療へと性質を変化させるケースが増える。つまり、透析を受けるメリットとデメリットを計る天秤のバランスが変わってくる。

透析患者の高齢化が今後さらに進めば、透析を受けながら死を迎えるケースは急増するだろう。つまり、透析の「出口」に向かう人が増える。実際、2022年の透析患者の年間死亡者数は3万8464人と、前年を大きく上回った。同様の傾向が続けば、透析患者の10%以上が毎年、死亡していく計算になる。それなのに、透析患者の死について語ることはタブーであるかのように真剣な議論は交わされてこなかった。

私は2017年夏に夫を亡くしたあと、透析業界の取材を始めた。そしてこうしたデータの傾向を確認したとき、多くの患者遺族が「死」について口をつぐんでいると直感した。誰だって愛する家族の苦しみなど二度と思い出したくない。当の本人は亡くなっているから、訴えたくても死人に口なしだ。

60歳で亡くなった夫は高齢者の定義には入らないが、透析をしながら終末期を迎えたという点では、最終的に直面した状況は似通っている。私たち夫婦が経験した「終末期の維持透析」「透析中止の決断」、そして「透析患者の緩和ケア」をめぐる問題は、すでに事例がごまんと蓄積しているはずで、声なき声は遠からず表面化するだろうことを確信した。そう思っていた矢先、あるニュースが飛び込んできた。

福生病院の「透析中止」

2019年3月、夫の死から1年8ヵ月後の朝、自宅に届いた朝刊のうち、毎日新聞の一面に掲載された衝撃的な見出しに目を奪われた。

――透析患者に『死』の提案　治療中止7日で死亡

2018年8月、透析クリニックで維持透析をしていた44歳の女性が透析中止を選択し、入院先である東京都の公立福生《ふっさ》病院（以後、福生病院）で1週間後に死亡した。報道から半年後、遺族である夫と息子は、医師が患者に対して十分な説得や説明、適切な救命措置を行わなかったとして、病院の運営母体に対して慰謝料等の支払いを求める損害賠償請求訴訟を起こした。

翌年の日本透析医学会では、福生病院の「透析中止」が最大の議題となった。メディア関係者が殺到し、会場はヒリヒリするような緊張感に包まれた（冒頭の営業マンが私を取材者と知って飛んで逃げた理由はこれだったかもしれない）。

後述するように、福生病院のケースが大きく取り上げられて以降、透析患者の「死」に関連する各種データが徐々に表に出始めた。影響は透析医学会のみならず、他の学会にも及んでいく。もし私の夫が、福生病院のケースが問題になったあとで亡くなっていたならば、私が得られた情報の量も質も違っていたかもしれない。

福生病院のケースはのちに日本の透析医療の歩みを振り返るとき、ひとつのエポックとして刻まれるだろう。裁判はすでに和解しており、本稿はこの問題を改めて精査する目的は持たないが、事実の経緯を眺めれば、私がこれから展開する透析医療の問題点が明確に浮かび上がる。やや硬質な記述になるが、まず事実関係を確認しておきたい。

私は、東京地方裁判所104号法廷で行われた、被告人と原告に対する証人尋問をすべて傍聴した。原告開催の報告会、関連シンポジウム、各種学会でも取材を行った。以下、他の報道機関による情報も精査したうえで、時系列で事実の経緯を記す（各種記録からの引用は趣旨を変えない範囲で句読点や重複を整理した）。

■死亡した患者（女性・44歳）糖尿病の合併症で腎不全、４年前に血液透析を導入

維持透析は近所のクリニック。福生病院にはシャント管理で6回受診。「今のシャントが使えなくなったら透析は止めたい」、透析は「痛い、辛い」と話す。通院は車椅子で、送迎する夫に迷惑をかけていることを気に病む。3年前にも透析を中断した経験があるが、終末期ではない。2001年の妊娠中に糖尿病発症、医師から「うつ病」を指摘されたことがある。

◆2018年8月9日（死亡の1週間前）

シャント閉塞で透析ができなくなり、急きょ福生病院を外来受診。シャントに代わる頸部（首）へのカテーテル留置手術を拒否。担当医は「血液透析は治療では無い。腎不全というものによる死期を遠ざけているにすぎない。多くの犠牲もつきもので、最も大切なのは自己意志である。今後も透析を継続して延命を図るのであれば新規アクセスの造設を行うが、透析の継続を望まないのであれば手術は行う必要は無い。その場合2～3週間程度の寿命となる。どうするかの選択は本人意志」（診療記録64頁）と説明。患者は透析中止を決め、医師は透析離脱証明書を作成。病院の方針を知ったクリニックの医師は患者に「透析を続けたほうがよい」と伝え、福生病院に診療情報提供書を書き、「1～2週間よく話しあって決めたほうがいい」と求めた。

◆8月10日

夫婦で福生病院の外来を再受診、透析中止の意志を確認。体調急変時には福生病院へ搬送することなど話す。

◆8月13日

自宅で過ごすうち、夜になって呼吸苦を訴え始める。

◆8月14日（死亡2日前）

午前中に福生病院に入院、夫は治療してもらえると思っていたが、病院の方針は「看取り」。患者は「（透析中止は）自分で決めた。だけどこんなに苦しくなるとは思わなかった。撤回するならしたい、でも無理なのも分かっている」と話し、夫は医師に対して「本人が苦しいから治療（カテーテル留置手術）をやって楽にして欲しい」と伝えた（乙A1・116頁）。この日、透析は再開されず。

◆8月15日（死亡1日前）

午前中は患者の体調がやや回復。患者は夫に「離脱を撤回したい」、「でも先生になかなか会えない」と訴える。夫は「じゃあ、自分からも先生に言っておく」と答えるも、夫は午後、ひどい胃痛で福生病院の救急外来を受診、そのまま緊急手術となる（甲C6・11頁）。これ以降、夫は患者に会えなかった。

◆8月16日（死亡当日）

○1時45分　「苦しい」「息ができない」と大声で訴え、透析再開を求める。朝までの8時間に11回、「苦しい」とカルテに記載あり。

○7時50分　患者は夫の携帯電話に「とうたすかかか」とメール。患者の死後、これを確認した夫は、とう＝父さんで「とうさん、たすけて」と自分に助けを求めていたことを知った（甲C6・11〜12頁）。

○9時45分　患者は呼吸苦で看護師に対して「こんな苦しいなら透析した方が良い、（透析中止を）撤回する」（乙A1・149頁）と訴えるも透析は再開されず。看護師の所見＝「呼吸困難によって、本人の意思は揺らいだ」（同165頁）。

○11時　長男らが病室に到着。患者は「本当に苦しい」、「（夫が）先生と話してるかな」と話し、夫が医師に透析再開の話をしたかどうか気にする（甲C7・3項）。

○11時45分　長男らは医師より病状に関する説明を受けた（乙A1・149頁）。

長男が「透析を再開できないでしょうか」と質問、医師は、「呼吸困難によって意識が混乱している。意識がはっきりしていた時の意思を尊重する」、「本人が離脱の意思を示しているので、現状を維持することしかできない」と透析再開はできない旨の説明を受けた（甲C7・4項）。

○長男が病室へ。患者は「家に帰りたい」、「苦しいからどうにかして欲しい」、「また 透析できないかな」、「また元気になりたい」、「この苦しいのがなくなるなら、透析やめると言ったけど、これが楽になるなら透析でも何でもやって欲しい」、「先生に話してと父ちゃんに言ってあるから」、と話すも、この後は苦しさと痛みを訴え、まともな会話をすることができなくなる（甲C7・5項）。

○午後2時　医師が患者に意思確認すると、患者は「手術するつもりはない、とにかくつらいのがイヤ。取ってください」と答えた（法廷証言、カルテに記載なし）。

○午後2時12分　ドルミカム（催眠鎮痛剤）による持続点滴（鎮静）を開始。

○午後5時11分　「永眠のためプラン解決にて終了」とカルテに記載。

続いて法廷での証人尋問のうち、重要なやりとりを2点に絞って記す。

《証人尋問①》は、弁護士による担当医への尋問。患者が亡くなった日、「患者が透析再開を望んでいなかった」と述べた医師の証言はカルテに記載がない。この点が焦点となり、法廷は緊迫した空気に包まれた。

《証人尋問①》２０２１年7月14日（尋問調書20頁）

原告代理人「あなたが彼女に会いに行ったというのはいつなんですか」
担当医「11時半過ぎだと思います。3件目の手術が終わってからです」
原告代理人「そのときに、その患者本人に会って、どういう会話をしたんですって」
担当医「昨日結構つらかったみたいだけどという話をしています。今は大丈夫ですと、昨日のことは正直あんまり覚えてないというふうに本人は言ってました」
原告代理人「そのこともカルテに出てないけど、どうしてなの」
担当医「書いてないです。基本的に、先ほどお話ししたように、何かをしたときに即カルテに記載するという仕事の仕方は基本、うちらはできてないです」
原告代理人「うん、そのときはなぜかと聞いてるんだけど」
担当医「忙しかったからです」
原告代理人「忙しかったときの記載というのは、皆そんなことになるんですか」
担当医「なります」
（中略）
原告代理人「あなたが患者本人に最後のところで話に行ったという場面ですけども、何時頃だったということですか」
担当医「2時過ぎじゃないかなと思います」
原告代理人「あなたの言われたことはカルテに出てないですけど、なぜですか」
担当医「この日は非常にばたばたしてまして、うちらの仕事の体制として、何かをしたときに、その直後にカルテを記載するということは余りないです。大体その日の終わりにまとめて記載をするというケースが多いんですが、今回の件は夕方にお亡くなりになってしまってそのままになってしまったので記載がないのかなというふうに思います」

原告代理人　「現場には看護師さんはおられたんですか」

担当医　「看護師はおります」

原告代理人　「看護師がおったら看護師が書くんじゃないんですか」

担当医　「それは仮定の話なので、ちょっと私には分かりません」

続いて《証人尋問②》は、同日に行われた担当医に対する裁判官の尋問だ。

裁判官は、担当医が作成した承諾書に、透析中止の意思決定を患者がいつでも撤回できる趣旨の記載がなかったこと、透析を再開しなかった経緯に注目した。

《証人尋問②》（尋問調書40頁）

裁判官　「8月9日の時点で患者に対してカテーテル留置の手術を今後いつでも受けようと思えば受けることができますよというような説明はされたんでしょうか。それともされてないんでしょうか」

担当医　「していないです」

裁判官「それはなぜですか」

担当医「今までの外来プロセスの中で、もう今日が最終決定で、これでもうすべてを覆せないということではないし、気が変われば患者自身も空気感で理解をされてるのかなと、これが最終決定で今後方針を変えられることもできませんよとも話してませんし、今日はそういうことでということなので、改めて気が変わったらまた来てくださいということもお話ししていませんし、もう来ないでくださいということもお話ししていませんしということですね」

その後、東京地方裁判所は、福生病院の側に不十分な点があったとして、今後の改善策を約束させる和解条項と解決金の支払いを勧告。原告・被告ともこれに合意した。

裁判所は和解条項前文で、「患者を死に誘導した経緯があったとは認められない」とした上で、病院側の改善点として、▽医療内容についての適切な説明と患者の理解を得るよう努める▽患者が意思表明をした後もそれを変更できる▽患者の意思に変更がないか家族らとともに確認することなどが求められた。

夫は和解後、次のようなコメントを発表した。

■遺族（死亡した患者の夫）のコメント

私が裁判に訴えたのは、なぜ透析を再開してくれなかったのか、なぜ急に死んでしまったのか、その経緯と真実を知りたかったからです。これまで公立福生病院の先生からは何の説明もありませんでした。今回、裁判に訴えて、分からなかった事が見えてきました。8月15日の夜から16日までの、自分が胃の手術を受けている間、痛みや苦しみの中で透析再開を妻が必死に訴えていた事を知る事が出来ました。自分が何もしてやれなくて物凄く悲しくなりました。あれだけ必死に訴えているのに病院側は対応してくれなかったことも分かりました。先生は、本人が混乱した状態で言ってる事だと言いますが、混乱していたとしてもなぜその時によく話をして本人と向き合ってくれなかったのか？　混乱していたのはおそらく相当な苦しさがあったからだと思います。苦しくて混乱した中でも助けを求めていたのだと思います。（略）。

これから先、同じような事が起きないように、患者への意思確認をこまめにしていって欲しい、命の尊さを今一度よく考えてほしいと思います。

看取りという仕事

福生病院のケースで、裁判の審理や報道の関心は、医師の説明義務や患者の意思決定の経緯に集中した。しかし、私があえて注目したいのは、透析を中止した患者に対する緩和ケアとチーム医療の不在についてである。

患者が8月14日（死亡の2日前）に入院したとき、病院の治療方針は、患者と家族には伝えられていないが、「看取り」とカルテには記されていた。

では「看取り」とはなにか。看取りの理念は、一般にこう説明される。

近い将来に亡くなることが予見される患者に対して、患者本人の意向を尊重することを前提に、身体的・精神的・社会的苦痛、霊的苦痛（スピリチュアル・ペイン）をできるだけ緩和し、充実した最期を迎えられるよう援助をすること。

看取りとは決して、ただベッドに横たわらせ、苦しみが酷くなるまで待って鎮静し、最後に死亡診断書を書いて送り出す、という「流れ作業」のことではない。

担当医師は法廷で、弁護士から尋問されるたび、「忙しかった」「ばたばた」していたと繰り返し、自分がいかに多忙だったかを強調した。患者の亡くなった8月16日、患者の病室に足を運ぶ午前11時半までに彼は3件の手術をしており、多忙だったことは言い訳ではなさそうだ。実際のところ、一定規模の病院に勤務する医師の働き方は過酷で、時間の余裕を持つものなどほとんどいない。患者が透析再開を訴えたときには、すでに術中死の可能性があるほど全身状態が悪化していたと担当医は反論している。

厚生労働省は、人生の最終段階における医療・ケアの決定プロセスに関するガイドラインの中で、「時間の経過、心身の状態の変化、医学的評価の変更等に応じて本人の意思が変化しうるものであることから、医療・ケアチームにより、適切な情報の提供と説明がなされ、本人が自らの意志をその都度示し、伝えることができるような支援が行われることが必要」と示している。

福生病院のケースで患者に処方されたのは、パニックを抑えるデパス（エチゾラム）のみ。鎮静の対処が始まってからは、わずか3時間で死に至っている。投与されたドルミカムの量が適切だったかどうかは見解が分かれるが、いずれにしても、そこに至るまで、緩和ケアが行われた形跡はまったく見当たらない。日本緩和医療学会によれば、鎮静を検討する前提には、それまでに緩和ケアが提供されていることが必須だ。さらに各種論文を見ても、鎮静期間の中央値は2～4日である。患者は44歳という若さで、透析歴もまだ4年、終末期ではない。そんな患者の命が、入院以降、あまりに雑なかたちで扱われてしまったような印象を私は受けた。

透析患者の病院での看取りについて思索を深めるために、ここで私自身のことを振り返りたい。少し遠回りになるけれど、時間の流れをいったん2017年夏に戻す。

林の死後、私は約1年半、ほとんど家に引きこもり、林の遺した犬養毅の小説を仕上げる作業にとりかかった。この間、病院のベッドで痛みに苦しむ林の姿が脳裏から消えることはなく、安らかな最期を迎える環境を用意できなかった自分を責めた。仕事の合間に坐禅を再開するも、半眼の先にはいつも林の最期の姿が浮かび、法界定印《ほっかいじょういん》（坐禅をするときの手の形）には涙が溜まるばかり。2019年春、原稿が完成するころには、私の頭はすっかり白くなっていた。

この間、書くことに集中しているときだけは現世を離れ、登場人物の世界に没入し、自由になれた。だから私は、林が遺してくれた宿題に生かされた気がする。

犬養毅の物語は、KADOKAWAの編集者、岸山征寛さんの的確な助言によって、『狼の義　新 犬養木堂伝』として上梓することができた。同じ年の年末には第23回司馬遼太郎賞を受賞するという、身に余る栄誉にもあずかった。司馬作品の熱心な読者であった林が知ったら、どんなに喜んでくれただろう。

こうして望外の喜びも得て、表面的には対外的な仕事も再開した。しかし、胸の奥には林の最期をめぐるやりきれぬ思いを抱えたままで、私の時間は林がいなくなったときから1秒たりとも針を刻まなかった。

私はときどき仕事の合間をぬって、和美さんが暮らす山深いログハウスへ逃げこむように車を走らせた。林の最期の日々、病室に足を運んでくれた、あの和美さんである。

ある秋の日の夕暮れ、ログハウスの広いデッキにふたりで座っていた。

薄桃色の幻想的な富士山が、遠くにぼんやり浮かんで見えた。私の手元には、和美さんが淹れてくれたコーヒー。足元には彼女の相棒のバーニーズ（大型の犬種）。人の悲しみを察する賢い犬で、ずっしり重い背中を私の脛にぴったり預けたまま、片時も離れようとしない。

自然と林の話題になったとき、私はつい恨み節になった。あの病院の主治医は緩和ケアらしいことを何ひとつしなかった、ひどい医師だった、とこぼしてしまった。

すると和美さんはジッと私の顔を覗き込んだあと、軽く突き放すように言った。

「惠ちゃん、それは仕方ないかもね」

すっかり同意してもらえるものと思い込んでいたので、一瞬、聞き間違えたかと思った。和美さんは滔々と続ける。

「私も大きな病院でそういう現場に何度か立ち会ってきたけど、医者って忙しすぎるんだよね。

ごくわずかな例外を除いて、患者を看取るような働き方にはなっていない。だから彼らが看取りまでするなんて最初から無理、できないと私は思ってる。緩和ケアって、そんな簡単な仕事じゃないよ。

あの夏はさ、みんなが新さんのことを見ていたでしょう。だけど私は、惠ちゃんを支える人も必要だと思った。ずっとテンションが高くてさ、悲しみを隠して明るくふるまう姿が痛々しかった。新さんは、そういう惠ちゃんの姿も、あのドクターのふるまいも、ベッドに横たわって冷静に見つめていたよ。

死にゆく人の魂の言葉を受け止める。愛する人を見送る悲しみに寄り添う。それを緩和ケアと呼ぶのなら、そういうことをするにはきっと別の人がいるんだよ」

和美さんにそう説かれたとき、私は初めて、看取りの場にあった当時の自分を客観視する視座を与えられた気がする。

心の奥に沈殿していた、ぶつける先のない怒りに似た黒い感情を、少しずつ手放すことができた。悲しみは依然として胸に重く居座っているけれど、それに無抵抗に翻弄されるだけでなく、怒りの対象を、観察の対象としてとらえ直すことができた。

林の最後の主治医となったあの医師は、「林さんの病気では緩和ケア病棟に入れない」と言った。それは彼の責任ではない。現行の医療制度では、がん患者でなければ緩和ケアの体制を作ることは難しい。主治医は日々の外来診療をこなし、突然やってくる救急患者にも対応し、肝胆膵外科で困難な手術も行っていたはずだ。院内の煩雑な業務をこなし、研修医の指導もしながら、その「合間」に「看取り」を行っていた。自分の専門領域ではない透析患者、しかも終末期に飛び込んできた患者で、これまでの人生の歩みもほとんど分からない。

がん以外の患者の看取りは、救命を本業とする医師が、業務の「合間」に行っている。その現実を思うとき、今回の取材で、ある大学病院の腎臓内科医が私に漏らした言葉が頭をよぎった。手元の録音から書き起こしてみる。

「透析を離脱した患者さんの死は、とにかく悲惨です。僕らは在宅で死ぬ患者さんのことは分かりませんが、病院では多くの患者さんがカーテンの中で、苦しみながら亡くなっていきます。腎不全患者に緩和ケアはできませんから、家族の目がある施設とかでは許されないような、酷い死に方をさせています。医師も看護師も知っているけど、それは話しませんよ。コロナ禍で病院の看取りの現場はますますブラックボックスになっていますしね」

そんな環境に身を置き、苦しみに満ちた死に向き合い続けていれば、医療従事者も魂の深いところを傷つけられるような気がする。患者も遺族も医療者も、皆が不幸ではないか。

ここで改めて福生病院のケースを再考したい。患者と家族のそばに、人生の最期に真摯に向き合う緩和ケアやチーム医療があれば、どうだっただろう。

女性は、44歳。息子に子どもが生まれたばかりで、まだこれからという年齢だ。繰り返すが、彼女は終末期ではなかった。透析を苦に思いながらも、日々の通院は続けていた。それは、生きたいからだ。生きていれば、辛いことも楽しいこともある。24時間ずっと苦しみに覆われているわけではない。だが大きな苦しみに耐え続けている人間は、そこに別の苦しみがひょっと乗っかるだけで、いとも簡単に生とは反対側に飛び込んでしまうことがある。

前腕のシャントが閉塞し、新たな手術が必要になるという事態が生じて彼女は慌てた。岐路に立たされたとき、担当医が彼女に伝えた言葉を改めて引用する。

「血液透析は治療では無い。腎不全というものによる死期を遠ざけているにすぎない。多くの犠牲もつきもので、最も大切なのは自己意志である」

すでに拙著の前半をともにしてくれた読者には、透析という医療が決して「死期を遠ざけているにすぎない」のではないこと、そして、この言葉がいかに透析患者の尊厳を傷つけるものかは理解してもらえるだろう。ひとりの医師の主観が、患者の命を左右していいはずがない。

患者は過去に何度も、治療を中断したことがあった。17年前とはいえ、別の医師から「うつ」を指摘されていた患者のフォローを、外来に手術にと多忙を極める医師ひとりに、業務の「合間」に背負わせてしまってよかったのか。

さらに一連の報道でも学会の議論でもまったく取り上げられていないが、福生病院のケースは、透析患者の介護者が抱える問題も如実に伝えている。

私の取材では、夫婦の生活は経済的にかなり厳しい環境にあった。おとなしい性格の夫は肉体労働をこなしながら、週に3回、車椅子の妻の透析の送迎を行っていた。妻が透析を止めたいというたびに励まし、説得した。待望の孫も生まれ、これからの生活に希望を抱いていた。

頻回な通院、さらに生活に制約の多い透析患者の介護は、負担が重い。夫は、妻の命がかかる大事な場面で倒れ、緊急手術を受けねばならぬほどの痛みと苦しみを、心と身体に抱えていた。

週に3回の通院を通して日常的なやりとりのあった維持透析クリニックの医師は、透析中止を思いとどまらせようと、福生病院に連絡を入れている。しかし、夫婦が福生病院に移って以降、彼らはこれまでの人間関係からすべて切り離され、相談できる人も、支えてくれる人も誰もいなくなった。

私は、人生の最終段階で患者自身が望まぬ医療を拒否する「尊厳死」を否定する立場にはない。しかし、このケースを取材する限り、妻も夫も、そんな確固たる信念をもって生と死に向き合っていたとはとても思えない。妻は透析という医療に長期的な展望を持てず、目の前の苦しみをただ回避しようとしていたように見える。

彼女は最後の3日間、塗炭の苦しみの中で必死に助けを求めた。透析を再開してほしいと、はっきり声にした。繰り返し、懇願した。しかし、日々の業務に追われる病院の中で方針の変更は許されず、すべては「流れ作業」のひとつとして進んでいった。彼女はひとりベッドの上で夫に助けを求めながら、苦しみに溺れながら息を引きとった。

ひとの気持ちは、いかようにも変わりうる。「透析を止めたい」、そう訴える患者の言葉の裏側には、いくつもの事情がある。死にゆく患者の本音を探り、介護者の話にも耳を傾け、患者の様子を慎重にうかがいながら治療方針を考えていく真の意味での緩和ケア、チーム医療が機能していれば、この命は救えていたのではないか。

裁判の法廷に立たされたのは、病院の担当医である。しかし真に問われるべきは、透析の「出口」を整えてこなかった日本の医療なのかもしれない。

近年、福生病院のケースのように、透析を止めて死に至るケースは、実は特殊な話ではないことが数字として分かってきた。2022年、東邦大学医療センター大森腎病院の酒井謙主任教授らが、全国の透析クリニックを含む関連4学会の会員アンケートを行ってまとめた研究で初めて明らかにしたものだ。

それによると2018年1月からの2年間、透析見合わせ（非導入）が917例、透析の終了が492例、確認された。調査がもう1年早ければ、林もこの数字の中の1人になっていただろう。乾いた数字のひとつひとつに、命の重みがある。

透析をめぐる臨床の現場では、多くの「死」が蓄積されてきたはずだ。死にゆく透析患者は、どのようにして死に至っているのか。それに対して、この国の医療はどう機能しているのか。もし機能していないのだとすれば、それはなぜなのか。

第7章 透析患者と緩和ケア

「死因」よりも「死にざま」を

そのドクターは、眉間に苦悩の皺を寄せ、吐露するように言った。

「終末期の透析患者さんから入院したいと言われて病棟に打診すると、担当からイヤな顔をされるんです……。透析患者には行き場がない、緩和ケアがないからです」

2024年6月、横浜で開かれた日本透析医学会。末期腎不全患者への緩和ケアをテーマにしたワークショップで、慶應病院血液浄化・透析センターの医師が、会場からの質問にそう漏らした。終末期の透析患者の看取りが、いかに厳しい仕事かをうかがわせる場面だった。

たとえ病院から歓迎されなくても、自宅から通院透析ができなくなった透析患者の多くは、入院するしか選択肢がない。血液透析を行うには、透析器という特殊な装置と、それを扱える人手と技術（看護師と技士）を必要とするからだ。透析医学会の調査では、透析患者の10人に1人が入院しており、社会的入院の一形態になっている。

入院した透析患者は最後、どんな風に死を迎えているのか。これまで透析業界で患者の死に関する全体像が表に出ることはほとんどなかった。

リサーチを続けるうち、２０１９年、「維持透析患者の死亡時の状況についての検討」という論文が発表されていたことが分かった（『日本透析医学会雑誌』52（6））。タイトルに「死因」ではなく「死亡時の状況」と記載されているのが目を引いた。

執筆者は、富山・黒部市民病院（４１４床・維持血液透析約１５０人）の吉本敬一医師。富山県透析医会副会長を務める腎臓内科医だ。黒部市は人口約４万人だが、吉本医師の病院には日本内科学会認定の腎臓専門医が４人いて、かなり充実した医療体制が取られている。

吉本医師らは２００４年から14年４ヵ月にわたり、院内で死亡した１８０人の透析患者の死亡時の状況を詳細に分析した。調査期間が長く、かつ対象人数のボリュームも大きい稀有な研究である。

まず吉本医師に対面でお会いして、話をうかがう機会を得た。穏やかな口調で語る、やわらかな空気をまとうドクターだった。

――なぜ透析業界のタブーに切り込むような調査を手がけたのですか。

「一言でいえば、愛です。患者さんへの」

まさかこの取材で、愛、という言葉を聞くことになろうとは思わなかった。

取材に同席した草切幸看護師長は、吉本医師の発言に目をうるませている。愛、の中身をもう少し詳しく聞くと、「透析患者の終末期に注目してもらうため」という。吉本医師は、緩和ケアを行っている自院でも、透析患者が緩和ケアを受けることができないという現実に疑問を抱いた。さらに直接の動機をさかのぼれば、2009年ころになるという。

「腎盂癌《じんうがん》を患った60代の患者さんがおられましてね、最後は本当に苦しみながら透析をまわしました。寿命だってもう1ヵ月あるかないかという状態なのに、透析をまわして、苦しんで、またまわして……。自分たちはいったい何をしているんだろうって、これでいいんだろうかと。終末期の患者さんに自分たち医療者は何ができるだろうかと考えたとき、まずは現実を知らないといけない、そう思ったんです」

地方の基幹病院は、科学的な研究では大学病院にかなわない。最先端の臨床技術では、大規模な有名病院が勝る。しかし黒部市民病院では維持透析を行っており、かつ市内で唯一の急性期医療に対応する総合病院であることから、透析の導入から終末期まで一貫して患者を診ている（療養病床はない）。その特性を調査に生かせると考えた。

吉本医師の分析を見ていこう。死亡患者180人の平均年齢は、73・3±10・6歳。死亡場所は院内が81・7％（147人）。転院など院外死18・3％のほとんどは、救急で別の病院に搬送されて死亡したケースで、在宅看取りが行われた症例はわずかに2件しかなかった。背景には、「終末期、自宅から透析へ通うことが困難となり入院する患者が増えること、自宅での看取りは透析の見合わせと密接に関連するが、その受け入れが難しいことが考えられる」とする。

院内死の多くが、重篤な急性期疾患を発症するなど、要介護度の高い高齢者だった。さらに院内死の89・1%、約9割が1ヵ月以内に看取りが想定される終末期の患者で、ほぼ看取りのための入院であった。

死亡症例のうち維持透析の中止が行われたのは36人(20%)で、その多くは終末期、医師が透析続行は困難と判断し、患者や家族に説明をした事例だ。医師の判断に先んじて透析見合わせの意思を表明したのは15人に過ぎず、患者自ら終末期における事前意思を表示していた症例は6人だった。「これでは、患者本人の終末期の透析に対する考えが十分に反映されているとは言い難い」。

透析見合わせから死亡までの期間は平均7・9±12・1日で、中央値は3日、最頻値は2日だが、38・8%の症例で透析見合わせの当日あるいは翌日に死亡していた。ほとんどの患者は終末期に「心肺蘇生措置(CPR)」が行われることは希望しないと事前指示書に明確に意思表示をしているにも拘らず、透析は死亡直前まで行われていた現実が明らかになった。吉本医師はこう指摘する。

近日中に死亡する蓋然性が高い終末期患者であっても、多くで死の直前まで透析が行われていた。しかし、診療録を省みると、透析患者が終末期、苦痛なく過ごし、尊厳ある死を迎えるには、より早期の透析見合わせが望ましかったと考えられる症例も少なくない。終末期患者の透析を見合わせる適切な時期については、今後、より深く議論されるべきであろう。

さらに、死亡時に認知症を有していた患者は35・6％に上った。認知症患者は誤嚥性肺炎などさまざまな疾患で入院する機会が多いため高数値になったと吉本医師は推測するが、近年、血液透析ではシャントの過剰血流（ラージシャント）により認知機能を低下させる事実も明らかになっている。的確な判断を下せない患者の透析をいつまで続けるのか、透析の現場が困難な環境に置かれていることがうかがえる。

吉本医師は、これらの問題を解決する一助として、病期を問わず、患者の終末期のあり方について、患者、家族、多職種からなる医療チームが話し合い（ACP：advance care planning）、その内容は適宜、見直しが行われねばならないとする。また透析を担当する医師が「かかりつけ医という立場から」、将来、患者にとって避けられない死について、終末期に至る前から話し合うことが望ましいとくくった。

終末期にどこまで透析をまわすかという見極めは、簡単ではない。吉本医師も、医療者にとって生命維持装置と同義の透析を止めるハードルはとても高いという。透析を止めて訴えられたら、殺人罪で訴追される恐れもある。それでも、日々接する透析患者の終末期の姿は仕方ないものと見過ごしておけなかった。

「透析患者さんの中には、わがままな人もいるし、栄養の指導をしても聞いてくれない人もいる。でもね、みんなもう、十分頑張って、十分苦しんでいるんです。生活上の制約があって何年も、何十年も、たくさんのことを我慢しながら生きている。透析に来る、それだけで頑張っているんです。それなのに人生の最後まで、亡くなるギリギリまで透析に苦しみながら死んでいかないといけないなんて、辛いですよ」

日本透析医学会では毎年、国内で膨大な定点調査を続けており、しっかりした統計を持っている。透析患者の死について医学的な「死因」は詳細に調べるが、死に至るまでの様子は明らかにされてこなかった。

吉本医師は、自院での研究は前例のない内容になったと自負している。しかし、反響は意外にも思ったほどではなかった。一般に「薬」が絡む案件は、製薬会社の後押しがあって専門家向けのプロモーションや講演も多くなり、議論も研究も報道も盛んになる。しかし、終末期の透析患者の看取りは「薬」ことに「新薬」との関係が乏しい。乱暴に表現すれば、もうからない。新薬とつながらないことが、議論が活発にならない理由のひとつだろうと吉本医師は推測する。

「ひとり、ひとりの患者さんが、生まれてから死んでいくという人生の中で、〝死因〟ではなくて、〝死にざま〟も同じくらい大事だろうと思うんです。透析を止めるという段階の患者さんはもう、よほど苦しい状態になっています。だから終末期の苦痛をせめて、少しでも何とかしてあげたい。そのためには透析医も今後、鎮静とか麻薬性鎮痛剤の勉強をして、スタンダードに使えるようにしていかないといけないと思います」

透析非導入患者の最期

「その患者さんは約2週間、ベッドで、胸水でもだえ苦しんで亡くなっていかれました。尊厳死を希望したとはいえ、こんな亡くなり方が許されるのか……。こんな重大な選択を、たったひとりの医師が判断してよかったのか、私は今も疑問に感じています」

大勢の医療関係者を前に、沈痛な面持ちで語るのは、大阪府松原市で透析クリニックを開業する清田敦彦医師。2023年、神戸で開催された日本透析医学会・一般口演での一コマだ。透析患者の死と同様、透析を導入しない状態で死を迎える腎不全患者の終末期にもまた厳しい現実がある。

患者は80代男性（Aさん）。清田医師が非常勤で勤めていた病院の患者だ。一般内科の主治医が、腎臓内科に紹介してきた。生活は自立した独居で、通院は自転車。腎不全以外は合併症も認知症もない。透析を導入すれば予後は良いように思えた。清田医師は数回、Aさんを診察した。透析を導入すれば、まだまだ元気で過ごせると何度も伝えたが、男性には透析に対して強い拒否感があった。

しばらくして、清田医師はAさんのことが気になってカルテを開いてみた。すると彼はもう、この病院で亡くなっていた。看護記録には「息ができない、呼吸させてくれ」と苦しみながら逝った様子が詳細に記されていた。死因は肺水腫、溺れるような死。腎不全患者がもっとも恐れる症状である。

本来なら主治医がベッドサイドで、時間をかけて話をせねばならなかったのではないか。患者が亡くなったとき、主治医は片道40分のジムに出かけていたと知った。せめてジムに通う時間を、患者さんのために割いてあげられなかったのかと怒りがこみあげたという（この部分は後日の取材に基づく）。

　近年、治療のプロセスにおいて行き過ぎた医療者主導を是正し、透析を導入しないことも患者の権利とする傾向が強まっている。これに対して、清田医師は口演で、「医療者の倫理観の発露」という観点も重要だと訴えた。患者の自己決定権は、十分な情報提供のうえにあるべきもの。「尊厳死」は軽々しく患者に委ねていいものではない。ことに透析に対する偏見で、透析導入に拒否感が強い患者には正確な情報が伝わりにくい。医療倫理に基づく医師の主導も場合によっては許されるべきではないか。

　清田医師の口演が終わるや、会場の東京慈恵会医科大学の医師がすぐに挙手した。

「患者本人の決定が本当に患者にとって利益があるのかどうか、医師は、ときに患者を少し引き戻すことも必要だと思います」

　参加者の頭がウンウンと揺れる。

　間髪をいれず、壁際に立っていた別の外科医が続いた。

「意思決定の問題もさることながら、この病院の患者さんへの緩和ケア、完全に失敗していますよね？　はっきり申し上げて、首を吊る人の足を引っ張っている」

　怒りに満ちた口調に、医療者としての憤りが噴き出すようだった。

　人生の価値をどこに置くかは、ひと様々。自分の人生の操縦桿は、自分の手で握っていたいと私自身も思う。たとえ長く生きられなくとも、透析を選択しない生き方もあるだろう。問題は選択に際して、これから起きる事態が十分に伝えられているかどうか。さらに、慢性腎不全は本来、透析を行わなくても、治療を要する病だ。病の進行を穏やかにし、日々の苦痛を和らげる療法はある。しかし現実は清田医師の挙げた事例のように、透析を導入しない多くの患者は医療から見放される。

病院でなく、自宅で亡くなる腎不全患者の死に至っては、統計上の数値にすら現れない。ジャーナリストの石川結貴さんが直面したケースを取り上げたい。石川さんは2022年、実家に暮らす80代後半の腎不全の父親を遠距離介護で看取り、その経験を『家で死ぬということ』という本にまとめた（この著作は2024年大宅賞の最終候補になった）。お会いして詳細をうかがうと、過酷な現実が見えてきた。

石川さんの父は、近所の医師に腎臓の数値の悪化を指摘され、市内で唯一の総合病院を受診。そこに石川さんも同席した。腎臓内科は週に一度だけ、市内の透析クリニックの医師が担当する体制だ。初診の日、医師は何の説明もなく透析の導入を進めようとした。父には自覚症状が乏しかった。透析に拒否感を示すと、医師は「透析やらないいんだったら、もう来なくてもいいですよ」と言い放ち、診察は打ち切られた。

本には書かなかった続きがある。市内にシャント手術のできる病院は一軒もない。尿毒症がひどくなり、車で1時間かかる大学病院に出向いたときのことだ。腎臓内科の医師は、病院がいかに忙しいかを強調し、急に透析をやりたいと言われても対応できないと説明。石川さんが、非透析の予後を尋ねると、不機嫌そうにこう言ったという。

「私が何十年も医師をやってきたなかで、透析を拒否した人が何人いると思うんですか？　たった2人ですよ。その2人も、最期は心停止で、うちの病院に運ばれてきて死にました。そこに至るまでの苦しみなんて、私には分かりませんよ」

透析という「標準治療」を選ばなかった患者が、いかに扱われるかを痛感した石川さんは、もう病院に頼るのは止めようと覚悟を決めた。実家で少しでも穏やかに父親を看取ろうと、腎不全患者の終末期の情報をあらゆる方面から必死に調べた。石川さんは私と同じ取材を生業とする人だ。医療系の専門教育を受け、福祉や介護に関する著作もある。その石川さんですら、目当ての情報には何ひとつヒットしなかったという。石川さんは父の人生に最後まで寄り添い、看取りをやり遂げた。それから季節が二巡した今も、父の苦しむ姿は忘れられないという。念を押すが、一連のできごとは、2019年に福生病院の問題が取り上げられて以降のことである。

診療報酬の壁

なぜ透析患者（腎不全患者）には、十分な緩和ケアの体制がとられないのか。なぜ患者は、塗炭の苦しみの中で死んでいかなくてはならないのか。

理由のひとつに、診療報酬の問題がある。私が夫の主治医から説明されたように、緩和ケアの保険適用の対象が、がん患者（とAIDS患者、重度の心不全）に限定されているからだ。

かつて、日本の緩和ケアは諸外国に比べて大きく後れをとっていた。限られた医療資源はまず、国民の2人に1人が罹るといわれた「国民病・がん」に投入された。2006年、「がん対策基本法」が成立。がんによる死亡者の減少に加えて、「すべてのがん患者及びその家族の苦痛の軽減並びに療養生活の質の維持向上」という項目が基本計画に追加された。家族も「第二の患者」としてケアの対象とし、ホスピスの整備、緩和ケアチームの設置、専門医の育成、グリーフケアまで一貫した体制が整えられてきた。

さらに診療報酬改定のたびに加点がなされ、２０１０年には「がん患者カウンセリング料」を新設。外来で治療を始める前の、相談の段階から診療報酬が支払われるという手厚い体制がとられた。近年では、がんと診断されたときから緩和ケアを取りこんでいく方針も広がり、がん患者に対する緩和ケアは年々、充実がはかられている。

一方で、末期腎不全患者の緩和ケアは、医師がいくら対応しても相応の見返りがない。乱暴に書けば、保険適用がないからタダ働きになる。まして緩和ケア病棟に透析患者を受け入れ、症状を緩和するために透析をまわしでもすれば、保険適用外のため病院に多額の持ち出しが生じてしまう。病院経営は慈善事業ではない。だから多忙な医師が、業務の「合間」に看取りを行わざるをえなくなる。彼らの多くは、林の主治医がそうだったように、終末期の患者の痛みを和らげる十分な技術を持ちあわせていない。

加えて、「２０４０年問題」は、今後をさらに悲観させる。２０４０年までに、都市部で医療や介護の需要が爆発して通常の対応が困難になり、地方では病院や介護事業所の撤退が相次ぎ、国内全土で深刻な医療崩壊が起きることが懸念されている。医療の現場では当然、死よりも生、救命が優先される。このまま環境整備が追いつかなければ、がん以外の患者の死がおざなりにされる傾向はより強まっていくのではないか。

がん患者に比べて、透析中止後の腎不全患者の余命は、長くても数週間。現れる症状は激しいが、緩和ケアが必要な期間は短い。だから緩和ケア加算を付与しても、財政的に大きな負担にはならないのではないかという現実的な指摘も、ここ数年、取材先でよく耳にする。

国を挙げての取り組みもあって、がんを死因とする人の比率は4人に1人になった。今や、がん以外の疾病で亡くなる人のほうが圧倒的に多い。がん医療で培ってきた緩和ケアの人材やノウハウを、他の疾病へと展開していくタイミングが来ているのではないか。

死の臨床研究会

2023年11月も下旬に差し掛かり、すっかり高くなった青空を借景に、中国山地の山々は鮮やかな紅葉に染まっていた。

広島の新尾道駅から乗り込んだ四国・松山行きの高速バスは、週末というのに乗客もまばらで、この路線もいつまで続くだろうと心配になる。20分ほど走ると、瀬戸内しまなみ海道をつなぐ2つ目の橋、因島《いんのしま》大橋に差し掛かった。

眼前に広がる懐かしい光景に、思わず声が出そうになる。かつて私が広島のテレビ局で初めて作った全国放送のドキュメンタリーは、この因島にひとりで暮らす80代の宮地さんという女性が主人公だった。

番組のタイトルは「島で死にたい」。まだ介護保険もない90年代、島で唯一の老人ホームが乱脈経営で閉鎖され、行政も機能せず、島から福祉が消えた。身寄りのない認知症の高齢者が餓死するケースまで起き、私は連日のように広島から片道2時間をかけて取材に通った。膝に持病を抱えた宮地さんも歩行が難しくなり、自宅を離れて、泣く泣く大阪の娘の元に身を寄せることになった。

彼女がこの橋をわたって島を去る日の光景を、私はヘリコプターで追いかけた。有名人でもないのに、と上司はしぶったが、私は空撮を強行した。過疎の島々に何千億円という莫大な予算を投じて巨大な橋を架ける一方で、この島には、たったひとりのお年寄りの暮らしを支える医療も福祉もない。それを象徴するカットを撮りたかった。生まれた場所で生をまっとうできぬ不条理に、若き日の私は心底、憤っていた。

あれから30年、日本では介護保険制度が導入され、在宅医療の体制は整えられてきた。宮地さんが今の時代に歳を重ねていたら、訪問看護やヘルパーの助けを借りて、自宅で最期を迎えることができていたかもしれない。腎不全患者の緩和ケアの不在も、いつか昔話と振り返ることのできる日がくるのだろうか。

バスが7つの橋をわたり終えるころ、車窓に愛媛県の地名が見えてきた。

松山市を訪れたのは、第44回日本死の臨床研究会に参加するためだ。設立からほぼ半世紀を迎える老舗の研究会で、医療や宗教、社会心理などあらゆる業種の人たちが、がん告知も許されぬ70年代から死の現場の問題に真正面から向き合ってきた。

2日目の事例検討会で、透析患者の問題が取り上げられた。「透析継続についての意思決定支援に関してチーム内での合意形成に課題を残した胃がんの1事例」。演者は広島市の安芸市民病院で緩和ケア病棟の部長を務める松浦将浩医師である。

がん患者でもあったことから、緩和ケアにつながった透析患者のケースだ。この検討会に、緩和ケア領域の専門家がどのくらい集まるかが私の関心事のひとつだった。テーマによっては演者が気の毒なくらい聴衆がまばらな検討会もある。

当日、開始15分前に約100席がすべて埋まった。スタッフが慌てて補助席を用意し始めたが、開始予定時刻には立ち見の人が壁際にズラリと並び、会場の外の廊下にまで人が溢れた。座長を務める男性医師の声もどこか高ぶって聞こえる。

「すみません、いや、このテーマには5人くらいしか来ないかと思ってたんですが、ちょっと驚きました、皆さん、もっともっと前に詰めてください」

やはり緩和ケアの現場では、透析患者をめぐって苦労しているのだと確信した。

まず当日の発表内容を簡潔にまとめたい（事例発表は家族の承諾を得ており、本書への掲載も安芸市民病院の倫理委員会で承認を得た）。

■**概要**　胃がんの進行に伴い全身症状が悪化、通院透析が困難となり入院。透析チームと緩和ケアチームとの間で微妙な温度差があり調整が必要となった事例。

■**患者**　Aさん（70代）妻と2人暮らし、元建設会社幹部、家庭では亭主関白、常に前向きに生きてきた男性。経済的余裕もある。8年前に肝臓がんの治療の副作用で腎不全、透析を導入。3年前に進行胃がんやリンパ節転移。末期腎不全で放射線治療に限界がくる。予後は数ヵ月から半年の診断。緩和ケア病棟で過ごす選択肢もあったが、本人の希望で自宅退院。下肢壊疽に対する麻薬性鎮痛剤（貼付式）を使用しながら訪問看護支援で過ごすも、退院から3週間後、通院透析や歩行が困難になり緊急入院。

入院時、男性は朦朧として会話ができず、家族は「安らかに逝かせてほしい」との意向だった。本人から透析中止の意向はこれまで聞かれなかったため、身体的に可能で拒否がなければ透析続行することを決めた（入院は一般病棟で対応）。

入院2日目、意識レベルがわずかに改善、血圧は低値ながら安定、少量ずつゼリー摂取もできるようになる。その後、2回の透析を行うが、入院6日目、患者は「とにかく何もするな」と透析のみならず検温や食事も拒否した。

入院7日目、松浦医師はAさんと向き合った。少しずつこぼれ落ちてくる言葉を拾うようにして、次のような意向を確認した。

――入院してからすべて病院のペースでことが運ばれていくことに耐えられない。自分は透析が嫌とかではなく、これまでも主治医に勧められればどんなにつらくても治療を頑張ってきた。

しかしここに至って最後まで自分がそれに堪えられるか不安だ。

透析の苦痛が、限界に近づいていた。

松浦医師は、痛みやしんどさは投薬で必ず軽減していくと伝えた。そして透析チームと話し合い、透析は今後、「拒否がなければ行う」から「希望がなければ行わない」ことにした。ところが透析を3回中止した時点で、透析チームから「もう一度、透析の功罪を説明して意向を確認したい」との申し出があった。同日から痛みが急増、透析は中止したまま入院15日目に永眠した。

林のケースに比べれば、透析チームと緩和ケアチームが話し合いを持ちながら、丁寧な疼痛管理の下で看取られた理想的な状態に思えた。それでも多くの看取りを経験してきた松浦医師からすれば疑問を抱いた。患者本人の思いを必死にくみ取って透析休止の方針を決定しながら、最後の段階で透析チームの意向が覆ったからだ。そこで合意形成にどんな工夫の余地があったかという問題提起をされた。

質疑応答に入ると挙手が相次ぎ、引きも切らぬ状態になった。松浦医師の問題提起はどこへやら、医師、看護師、臨床心理士らが、質問というより自分の思いを吐露する場になった。沢山の手が挙がり続け、最後は時間切れで打ち切られた。

代表的な発言を箇条書きでまとめてみる（順番は変えた）。

◆末期腎不全に保険適用がないため、緩和ケア病棟では透析をまわすお金がない。

苦しんでいる透析患者を緩和ケア病棟に受け入れることが難しい現状を疑問に思う。

◆当院の緩和ケア病棟では透析患者を何人も断ってきたが、最近は受け入れが増えているのだろうか。全国的な状況をもっと知りたい。

◆うちは緩和ケア病棟で透析患者を受け入れている。保険の問題でコストがあわないといわれるが、工夫次第でできることもある。ただ透析を続けるかどうかについては、ナースの意思統一が難しいこともあった。

◆当院では緩和医も回診で透析室に足を運んでいる。透析医ともやりとりしながら、痛みはないか、苦痛はないか、ひんぱんに確認しながら対応をしている。

◆終末期のダウン症患者さんの透析をしているが色々と難しい面があって、ご家族も透析中止を望まれたので院内の倫理委員会にかけたが、弁護士から「面倒くさいことは止めてくれ」と言われて、仕方なく継続している。

◆発表されたケースと同じように、緩和ケア医が看取りをすすめようと思っても、透析医が引き下がってくれないことがある（ここで会場から失笑が漏れた）。

◆透析患者の希望は短い間で変わっていく、その時々の揺れを拾うことが大事だ。

◆下肢壊疽の疼痛管理は難しい、どのような鎮痛剤を使ったか教えてほしい。

◆透析患者の最期は、透析をどこまでまわすべきか、判断が本当に難しい。現場経験が30年を超えた今でも悩みは尽きない。

◆ずっと別の医師の下で透析をしてきた患者が、最後になって初対面の緩和ケア医に委ねられることになる。緩和医には、もっと患者の情報が必要だ。

◆透析を止める判断をするためには、緩和医は、その透析患者の人生にとってなにが生きる「希望」なのかを知らねばならないのではないか。

◆透析中止の判断には、患者がどういう理由で透析を始めたかが大事ではないか。

患者に身寄りがない場合、患者が維持透析をしていたクリニックに、私たちのほうから直に電話をかけて、自院に来る前の患者の「思い」を探るようにしている。

多岐にわたる発言に、医療者たちの試行錯誤がうかがえた。患者中心の議論がなされていたことに少なからぬ感銘を受けた。緩和のプロでも、ここまで悩むのだ。和美さんが言っていたように、緩和ケアとは専門外の医師が「合間」にできるような仕事ではないという印象を改めて強くした。

死にゆく患者にできること

ＪＲ山陽本線で広島駅から東に4つめの安芸中野駅で降り、タクシーで数分の山際に安芸市民病院（１４０床、血液透析16床）はあった。小規模の病院で建物こそ古いが、トイレも廊下も隅々まで清掃が行き届いている。

先の研究会で発表を行った松浦医師が率いる2階の20床は緩和ケア病棟、私が訪れた日は満床だった。この日は昼前から小糠雨が降り続くあいにくの天候だったが、窓の外は緑がいっぱいで、外光を取り入れた病棟はとても明るい。
テレビの置かれたリビングのような中央のスペースで、車椅子の患者さんたちが早々と相撲中継に噛《かじ》り付いていた。明日、千秋楽を迎えるこの大阪場所にはスターが生まれる気配があった。青森県出身の24歳、新入幕の尊富士《たけるふじ》。110年ぶりの新入幕優勝がかかる取組まで、まだ2時間強はかかりそうだ。皆さん、今日はここで長丁場になるなと思いながら、松浦医師のうしろをついて歩いた。

面談室で、松浦医師は研究会で発表したAさんのことをこう振り返った。
「入院6日目にAさんが、もう何もするな、と言われたでしょう。透析だけではないんです。血圧測定も採血も食事も、私たち医療者側は本人の了承もなくルーティンでやってしまうけど、本当はそれが当然ではないんですよね。何のための治療なのか、患者さん本人の〝納得〟がなければ。それは医療の原点です」

このときの発言を機に、Aさんの透析は「拒否がなければ行う」から「希望がなければ行わない」へと切り替わった。ベッド脇に腰を下ろしてAさんと向き合い、途切れ途切れの言葉を丁寧に聴き取って透析の中止を実行させたのは、透析医でなく緩和医の松浦医師だった。透析中止後の苦痛に対処する緩和ケアにノウハウを持っていたからこそできた提案だったかもしれない。

松浦医師は立ち居振る舞いがとても穏やかで、人々が緩和医に抱くイメージを体現しているような人だ。医師としての歩みをうかがったとき、「実は、自分は外科医だったんですよ」と切り出されて、意外に思った。

スタートは広島大学医学部。第一外科を選んだのは、患者は最後まで自分たちで診るという「男気あふれる姿勢」に共鳴したからだという。病棟には新患から終末期まで、あらゆる人がいた。90年代、まだ告知の時代ではなかった。終末期の患者には高カロリー輸液を入れ、できる限り投薬をし、強心剤を使い、最後は心臓マッサージ。それでダメなら「残念でした」と家族に伝えるという流れがあった。

新入りの松浦医師は、心臓マッサージを任された。肋骨が折れるほど全力で胸部を押し続ける。患者の顔には苦悶が浮かぶ。重ねた両手で必死に胸を押しながら、これは誰のため？　何のため？　もしこの患者が自分の親だったら？　そう思うと自分はここではやっていけないかもしれないと感じた。

徐々に緩和ケアに目が向くようになった。海外では痛み止めにモルヒネを使っているらしい、と言われ始めたころで、取り寄せた文献はすべて英語で読みこんだ。広島県内に初めてできた緩和ケア病棟に参加することになったときは、同僚から「そんなオウム（真理教）みたいなところに行かずに、外科をやれよ」と笑われた。

今では、がん患者を診察する医師には全員、統一されたプログラムで緩和ケアを学ぶ研修を履修することが義務付けられている。緩和ケア病棟が「オウムみたいなところ」と言われた時代から約30年、社会が変わるのには時間がかかる。

患者が緩和ケア病棟に紹介されてくるとき、主治医の外科医らはよく、「もうすることがな

い」と口にするという。その言葉を聞くたび松浦医師は、

「『もうすることがない』の主語はお前だろう、と怒鳴りたくなるんです」

そう語気を強めて続けた次の言葉が、ことさら胸に響いた。

「どんな病状の、どんな末期の患者にも、間違いなく緩和ケアの余地はあります。たとえ最後の数ヵ月でも最後の数日でも、その時間が、本人や家族にとってどれだけ大事か」

できることなら私も、夫が苦しみ抜いた最後の6日間をやり直したい——。

あの痛みを、あの苦しみをどうすれば和らげることができたのか。松浦医師の言葉に、東京タワーの見える病室の光景が瞼にジワジワと蘇ってきて、鼻の奥がツンと痛んだ。

当時は林のことに精一杯で苦痛とも思わなかったが、私自身も毎日、病室の小さなソファでエビのように体を縮めて寝た。病棟は出入りが激しく、眠ることもままならない。割れるような頭痛、喉から手をつっこまれて胃をかき回されるような苦しみ、視界がどんどん狭まっていく圧迫感、そして迫りくる死の恐怖——。今、あれをもう一度やれと言われたら、正直なところ、全力で辞退したいと思う。

この日、松浦医師が案内してくれた緩和ケア病棟には、付き添いの家族がゆっくり寝泊まりのできる居室や、清潔なシャワー室まで完備されていた。緩和ケア病棟はどこも似たような構造だが、患者本人のみならず家族ら介護者のケアまで行うのが緩和ケアだということを実感する。私は思わず松浦医師に愚痴を漏らした。

「さっき病棟を見学させてもらって、こういう穏やかな空間で、プロの緩和医の下で、夫の苦痛

を緩和しながら看取ることができていたら、と思ってしまいました。私自身ももっと落ち着いて彼に向き合えたと思います。あのとき主治医から腎不全患者は緩和ケア病棟に入ることができないと言われて、がん患者さんが本当にうらやましかった」

するど松浦医師は、首を小さく横に振った。

がん患者でも最後は打つ手がないと医師から見放され、緩和ケアにたどり着くことのできない人がいまだ少なくない。緩和ケアが他の疾病に広がらないのは、現状でも医師が足らず、がん患者だけで手いっぱい、そんな背景があるのではないかという。

私は、がん患者の緩和ケアを「恵まれている」と安易にひとくくりに考えていた自分の不明を恥じた。二項対立を作り出すような主張は稚拙なのに。

松浦医師の話を聞きながら、私なりに考えた。腎不全患者に適した医療用麻薬の種類や使い方、尿毒症による呼吸困難を悪化させない鎮静の手順について、教科書のようなものを作れないものか。制度が追いつかないなら、せめて腎不全患者用の緩和ケアマニュアルを、透析医たちが学んでいくことはできないか。

「そういうマニュアルは、たぶん作らないほうがいいですね」

尋ねたとたん、否定された。その理由を、松浦医師は丁寧に続けた。

「マニュアルは独り歩きします。緩和ケアは本当にケースバイケースで、ひとりひとりの患者さんに向き合って手探りでやるものです。痛みと眠気のさじ加減を慎重に観察しながら、薬の種類や量を変えていく。終末期の透析も一律に治療と捉えるのではなくて、呼吸苦などの症状を抑えるための〝緩和の手段〟と考えて、もっと柔軟に対応することもできると思うんです。緩和ケアでは患者と医師がゴールを目指して話し合い、適切な方法を見つけていく共有意思決定がことさら大事なんですよ」

透析患者の終末期の問題をかねて指摘してきた透析医療のパイオニア、故大平整爾医師も次のように書いている（『透析会誌』48（Supplement）２０１５　※傍点は筆者）。

> 日常生活における基本的動作（脱着衣・排泄・歯磨き・洗顔・歩行・摂食・入浴など）が相当に難しいか不可能になった時期をもって、いわゆる緩和医療・ケアは開始されるべきだと考える。（略）まず身体的苦痛の可及的軽減に努め、社会的・精神的苦痛さらにはスピリチュアルなそれへと全人的苦痛への対策を練っていくことが肝要となる。死の一瞬に尊厳があるのではなく、死へと向かう生に尊厳があるような生き方、これを医療者として支援していきたい。

痛みや苦痛を取り除き、最後まで人間らしく生きる――。死の瞬間ではなく、そこへ至る生のプロセスにこそ意味がある。ひとは一人で生まれてくることができないように、一人では死んでいけない。多くの助けがあってこそ、初めて人間らしく、尊厳をもって死んでいける。

生と死、その両方を視野に入れて患者の日々の変化に寄り添い、手作りで行うのが緩和ケア。

一足飛びに「死に方」だけを整えようとする思考ではダメなのだ。

その日、深夜に帰宅した東京の自宅で、ふと、病棟で患者さんたちが観ていた相撲のことを思いだした。ネットニュースで尊富士の取組を確認すると、黒星、それも重い負傷までしている。皆さん、きっとガッカリされただろうなと気の毒に思って天を仰いだが、翌日、歴史的な新入幕優勝を果たしたことを知った。

緑に囲まれたあの病棟のテレビの前でも、歓声はあがっただろうか。患者さんたちの残り時間が、あとどのくらいあるのか私には分からない。だが、あの看取りの空間には確かに日常の延長たる「生」があった。

終末期の透析患者にだって、あの患者さんたちのように、相撲や野球を楽しむ時間があってほしい、最後まで自分らしい生き方を貫けるよう医療に支えてほしい、そんな思いを痛切に抱かずにはいられなかった。

進まぬ腎不全患者の緩和ケア

公立福生病院のケースを契機に、日本透析医学会は2020年、〝終末期ではない患者〟に対しても「条件付きで治療中止を容認する方針」を決めた。治療中止が死に直結するケースでは、他の学会よりも大きく踏み込んだ内容だ。

患者の選択をしっかり支え、医療者を守る法的環境を整える必要はあるかもしれない。一方で、私はこの方針に不安も感じる。すでにふれたように、現在の日本では、透析を導入しない腎不全患者に対して適切な医療が行われておらず、事実上、見放されているに等しいからだ。死に向かう苦痛を、積極的な鎮静によって取り除く「安楽死」は認められておらず、透析中止という選択は結果として患者に苦痛に満ちた死をもたらすことが多い。その過酷な結末が、あまりに知られていない。

一般に、過剰な延命措置を行わない「尊厳死」には、多くの人が賛同する。問題は、尊厳死という選択の先に、まるで安らかな死があるかのように錯覚されていることだ。尊厳死と安楽死が、混同視されている。近年は病院死が増えて死が見えにくくなり、死の苦しみを具体的に想像することが難しい。「ぴんぴんころり」など現実には稀だ。多くの場合、緩和ケアが機能しなければ、尊厳死を選んだ先にある死は必ずしも平穏なものにはなりがたい。

近年、終末期に過剰な治療を行わず、点滴などを最小限にして「枯れるように死ぬ」ことを理想とする提言をよく耳にする。しかし透析患者の場合は、極めて高度な医療の介入が行われて命を繋いでいるという特殊性がある。透析を止めれば水分が体内に溜まり、「枯れるように」亡くなることなど望めない。透析中止を決断するに至るまでの精神的な負担もとてつもなく大きい。しかし、患者や家族をサポートする環境はほとんど用意されていない。

さらに今回、学会が認めたような終末期ではない腎不全患者、ことに進行性の腎疾患の患者が透析を中止するか、透析を導入せずに死に向かう場合、極めて強力な緩和ケアが必要になる。言葉を選ばずに書けば、終末期の枯れかけた透析患者が亡くなるのとは状況がまったく異なる。

がん患者の場合には射程に入る介護者へのケアも、腎不全領域ではまったくの手つかずだ。平穏死とほど遠い死の様態が、残される家族にとっていかに過酷かは身に沁みて分かる。私自身、医療関係者からその種のケアを受ける機会はなかったし、求めていいとも思わなかった。

そんな厳しい看取りを、たとえば周囲に支える人のいない家族や独居で高齢の介護者らが経験したら、残りの人生を立て直すことは簡単ではないだろう。死にゆく人を支えるという、人間の行為の中でもっとも尊い営みが、人生を破滅させてしまう。

透析医療が進歩し、広く普及し、高齢化が進むことによって生じる終末期の問題は、日本だけの特殊事情ではない。

海外では90年代半ばから、腎不全領域の緩和ケアに関する研究論文が出始めた。２０００年、アメリカの研究は「透析医療の従事者は緩和ケアの知識も身に付けるべき」と明言している（*Shared Decision-Making in the Appropriate Initiation of and Withdrawal from Dialysis*, Renal Physician Association, Washington D.C.,2000）。

その後、終末期の腎不全患者に関する研究論文の数は急増の一途だ。アメリカ国立医学図書館が作成する医学分野の文献情報データベース「PubMed」に（End-of-life）AND（dialysis patients）＝終末期と透析患者、と入力して検索すれば、１９９０年には１００件前後だった数が、２０２０年は１３００件前後ヒットする。

最近ではアメリカで、透析非導入の患者の81・８％に症状緩和が必要である、とする研究も発表された（CKM for patients Who Forgo RRT, Chotivatanapong et al. *Kidney360* 5(3), 2024)。さらにカナダでは、終末期の腎不全患者を看取る際の鎮静のガイドラインも定めている。

後章で取り上げるが、日本でも透析患者の終末期の問題を指摘する医師は、２０００年代初頭から少数ながらいた。だが、彼らの声は大きな広がりを持たなかった。近年、福生病院の問題を契機に、ようやく光が当たり始めたところだ。

２０２３年の日本透析医学会では、会場の一番広い部屋で「末期腎不全緩和医療の診療ガイドへの模索」というセッションが行われた。文字通り「模索」の段階で、現状把握も不十分、具体的な議論は緒についたばかりという内容だったが、演者の最後に登壇した佐倉市民病院の看護師・内田明子さんの訴えが印象に残った（一部要約）。

「最近、緩和ケアをめぐって、新しいカタカナの言葉、ＳＤＭ（共同的意思決定）とかＡＣＰとかたくさん出てきていますが、透析患者さんの看取りの現場では、すでに私たち看護師が日々、行っていることです。そのことはドクターにも分かってほしい。亡くなる日まで患者さんがどう生きるか、看取りというのは〝生き方〟の問題なんです。腎代替療法（透析など）における苦痛を超えてしまうような苦痛は、絶対に避けなくてはなりません。尿毒症による呼吸苦は、もう恐怖です。患者さん本人が望んでいた最後の生き方ができなくなる危険性があります。緩和ケアは、絶対条件です」

内田看護師は、看取りの仕事は苦しいが、同時に看護師にとってはやりがいにもなるのだという矜持を示しながら、「絶対」という強い言葉を重ねて緩和ケアの必要性を訴えた。その内容は、私自身の経験と照らし合わせても深く頷けるものだった。

緩和ケアを受ける権利

——非がんの緩和ケアは、がんの緩和ケアの応用。

そんな主張を積極的に発信しているのが、栃木県下野市にある自治医科大学附属病院・緩和ケア部教授の丹波嘉一郎医師だ。病院を訪ねて話を聴くと、丹波教授はまず、日本の医療者は左記のWHO（世界保健機関）が提唱する緩和ケアの定義を正しく認識すべきだと語りだした。

生命を脅かす病に関連する問題に直面している患者とその家族のQOLを、痛みやその他の身体的・心理社会的・スピリチュアルな問題を早期に見出し的確に評価を行い対応することで、苦痛を予防し和らげることを通して向上させるアプローチである。

「このWHOの定義に、がん患者に限定するなんて文言はどこにも見当たりません。人間には、どんな病気であっても緩和ケアを受ける権利があります。しかし日本はそうなっていない。最近ようやく対象に認められた心不全ですら、かなり重症でないと保険適用はされません。たとえ透析を中止した患者さんが間もなく亡くなると分かっていても、ホスピスに入ることすらできないんですから」

厚生労働省のレセプト（診療報酬明細書）を集計したオープンデータNDBによれば、2019年は約7万人が慢性腎不全を有して亡くなっている。しかし、看取りの現場でいったいどんな緩和ケアが行われたか、行われなかったかは不明だと丹波教授は言う。

「身体的苦痛、社会的苦痛、精神的苦痛、スピリチュアル・ペインという4つの苦痛を和らげるのは、緩和ケアの専門家でなければ難しい。緩和ケアを学んでいない他科の医師は、疼痛のためにオピオイド（麻薬性鎮痛薬）を使うことにすら、いまだ抵抗感が強い。病院でも在宅でも、痛みの少ない看取りは実現できていません」

そのオピオイドについても、現在の保険診療には大きな問題があるという。

「私なら、腎不全の患者さんには基本的にオキシコドンという鎮痛薬を推奨します。ですが現在、非がんには一律、モルヒネしか保険適用されていないのです。モルヒネは、透析時に使うことは問題ありませんが、終末期には呼吸抑制をしないよう、使い方に細心の注意が必要です。場合によっては、患者さんの苦しみを酷くさせてしまうことがある。でも、現場でそういう指導はほとんどなされていません。海外では、透析患者へのモルヒネ使用を禁忌とする国まであるんですがね」

数年前の透析医学会で、丹波教授が、透析患者へのモルヒネ使用に注意を促す発言をされたときのことだ。会場の若い医師がさっそうと手を挙げて、

「モルヒネには腎毒性がないですよ、腎不全にだって使えるでしょう」

と批判的な調子で詰め寄ったことがあった。丹波教授は、確かにモルヒネに腎毒性はないが、

腎排泄のため呼吸抑制が起きやすく、より調子を悪くする恐れがある、と前置きして、使用時の注意を丁寧に伝えておられた。

丹波教授は、透析患者とがん患者の緩和ケアには、多くの共通点があるという。透析患者の苦痛が強くなるのは、死亡前の1〜2ヵ月という「病の軌跡」、そして疼痛・呼吸困難・嘔吐・倦怠感・睡眠障害・便秘・せん妄などの「病態」、いずれもがんと似ている。

実際、2022年の日本透析医学会の統計では、維持透析患者の死因は上から順に、①感染症（22・6％）。②心不全（21・0％）、③悪性腫瘍（7・6％）となっていて、②と③はすでに保険適用されている病態と重なる（①と②の順位が近年、逆転したのは新型コロナの影響）。

たとえば、日本緩和医療学会が行う医師の教育プログラム「PEACE研修会」には、透析医でも希望すれば参加できる。がんの緩和ケアを学んでトレーニングを積めば、透析患者の看取りの現場で生かせることは多いはずだ。だが、それが業務に正式に組み込まれない限り、すべてボランティア。病院にそんな余裕はないだろう。

今回の取材で、私は透析患者の鎮痛や鎮静にどのような効果的な療法があるのか、少しでも具体的な情報を提示したいと考えていた。しかし、国内にはいまだ現状分析はおろか有用な研究も見当たらない。

そこで参考までに、透析患者を看取った経験のある在宅診療医の何人かに話を聞いてみた。意外なことにモルヒネが使えたと話す医師もいれば、丹波教授が推奨する「オキシコドン」ではなく、「ミダゾラム」が有効だと言う医師もいたし、上手に透析を減らすことで鎮痛薬は座薬しか要らなかったという医師もいた。いずれも医師個人の手ごたえで、医学的なエビデンスはない。日本の透析患者の緩和ケアに関する臨床研究には、まだまだ広大な空白地帯が広がっている。

「私の中で2人の医師が葛藤している」

先の松山で行われた死の臨床研究会で、ある男性医師のことが気になっていた。その人は質疑応答の時間、松浦医師にこう熱弁をふるった。

「私は泌尿器科の透析医ですが、緩和ケア医でもあります。終末期の透析患者は本当に難しい。私の中には2人の医師がいて、常に葛藤しています。透析患者の看取りについては、世に問うべきケースが沢山あります。松浦先生のような方にもっともっと腎不全患者の緩和ケアの現場に入ってきてもらって、問題を提起していただきたい」

泌尿器科と緩和ケア？　意外な組み合わせに驚いて、私は会が散会したあと医師を追いかけて名刺交換をした。そこに記載されていた徳島市の亀井病院を訪ねたのは、研究会から半年後の2024年4月のことだ。

徳島駅から路線バスで約30分。腎・泌尿器科の看板を掲げる亀井病院（42床）は創立47年。約150人の維持透析を行っているが、よくある維持透析専門の病院ではない。透析をはじめ慢性腎臓病全般から緩和ケアまで、一貫して対応している。

院内に緩和ケア病床はなく、すべて一般病床だ。一般病床でも十分な緩和医療ができるよう、試行錯誤を重ねてチーム医療を充実させてきた。あえて緩和ケア病床を設けなかった理由の一つは、保険適用のない非がん患者への医療の質を逆に落とすことにつながるからだというから、その先見性に驚く。

――なぜ、泌尿器科医が緩和ケアまで対応されることになったのですか?

「いや、確かに異色かもしれませんね。普通、泌尿器科と緩和ケアは無縁ですから」

応接室で向き合った濱尾巧院長は、開口一番、爽やかな笑顔でそう言った。

濱尾院長は徳島出身、高校卒業後に神奈川の聖マリアンナ医科大学で学んだ。

専攻は泌尿器科だが、ここで運命の出会いがあった。主任教授の井上武夫医師（東京大学医学部1974年卒）は泌尿器科医でありながら、当時から緩和ケアに関心が深かった。日曜日にも回診を行い、ベッドサイドに座って患者の手をじっと握るような人だったという。

井上教授は泌尿器がんの患者の痛みをとるための疼痛ケアを研究し、当時、欧米で使われていたブロンプトン・カクテル（末期のがん患者の痛み止めにモルヒネとアルコールを配合する療法）を学んだり、始まったばかりの死の臨床研究会に通って最新の情報を収集したり、容量は少ないながらも経口モルヒネの使い方を医局員に指導した（当時はモルヒネの1日使用量が極めて低く制限されていた）。

井上教授の謦咳《けいがい》に接した濱尾医師は、泌尿器科の現場で、がん性疼痛ケアのテクニックを学び、臨床の現場で実践した。関東の病院で経験を積んだあと、1989年、結婚を機に徳島に戻る。妻の実家である亀井病院はもちろんのこと県内の病院には、まだ緩和ケアの概念すらなく、看護師は患者が亡くなっても見送りすらしない時代だった。

恩師の教えを胸に、ゼロからのスタートで、泌尿器科と緩和ケア領域の医療に並行して取り組んだ。緩和ケア病棟の施設認定を取得していないので、ここで緩和医療が行われていると認知されるまでには長い道のりがあった。それが2011年、亀井病院はようやく日本緩和医療学会認定研修施設として認定を受けることができた。今では徳島大学病院や徳島赤十字病院の緩和ケア研修を任されるまでになった。研修にやってくる若い医師たちの真摯な姿勢に、逆に励まされることも多いという。

濱尾院長は、緩和ケア研修の対象が、いまだがん患者を診る医師に限られていることに大きな疑問を感じている。

「内科だろうが外科だろうが泌尿器科だろうが、ドクターなら誰でも緩和ケアはできないといけないと思います。救急救命のプライマリーケアと、最後の緩和のためのプライマリーケア、この両方がそろわないと、医師として本当に満足な仕事はできません」

透析医も、透析の入り口だけでなく、出口をも視野に入れて患者を診なくてはならないということだ。その出口が今、あまりに狭く、視界が悪い。

ここ亀井病院でも全国的な傾向と同じく、維持透析患者の高齢化は深刻だ。

今や患者の4割が80歳以上、透析室で車椅子やストレッチャーのスペースを確保するだけでも大変らしい。当然、終末期の患者も増える。疼痛をコントロールする方法については、がん患者への緩和ケアに準じてノウハウを蓄積してきた。

一方で、透析をどの段階で止めるのかという「タイミング」の判断にだけは、いまだ頭を悩ますという。衰弱がある程度すすんだ高齢者の場合、上手に透析を止めると、ほとんど苦しまずに逝ける。しかし患者の死後に検討すると（デスカンファレンス）、もう1週間早く透析を止めていたらもっと楽に逝けたのに、と反省するケースもある。

濱尾院長は、取材に同席した元看護師長の柏木英里子さんと何度か顔を見合わせ、特定の患者さんの名前を挙げて表情を曇らせた。

「ああやって透析の翌日に亡くなられてしまうとね、ああ……、もう少し早く止めてあげられていたら、って思うんですよね。でも命はひとつだからね、もう二度と試せないしね……」

これは、前述した黒部市民病院の吉本敬一医師も課題に挙げていたことだ。

臨床の現場では、透析医と緩和医の対立も起きるという。透析医は助けたい、緩和医は安らかに逝かせたい、いずれにも言い分がある。脳梗塞のような患者のケースでは、透析を続けることで回復基調に戻る患者もいる。他科の医師どうしは衝突しやすい。そこに看護師ら他の職種もかかわって、目の前の患者にとって今、何が最善かをチームで考える姿勢が大事という指摘は、広島の松浦将浩医師の問題提起と重なる。

話を聞きながら、緩和ケアとは、あらゆる職種の総合力で手作りしていくもの。やり直しのきかぬ、命をめぐる高度な緊張と厳しさの伴う仕事なのだと改めて痛感した。

始めたことには、必ず終わりが来る。泌尿器科や腎臓内科、緩和医療科が連携を取り合って、看取りも視野に入れて患者に向き合う亀井病院。患者がなぜ透析を始めたのか、家族はいるのか、今どんな生活をしているか、生きがいはなにか――。地域の患者の情報を一貫して把握することができる。

一方で、東京のような都市部では、小さな維持透析クリニックが乱立し、終末期になると大病院へ搬送して終わり。看取りまで行うクリニックは稀で、透析医療は在宅医療ともっとも遠いところにある。だから多くの透析患者はかかりつけ医を持っておらず、通院透析が難しくなった時点で孤立する。苦痛が激しくなって病院に救急搬送されたあとは、長年通ったクリニックでの透析環境や人間関係からすべて切り離された状態で死に向かわねばならない。多くは緩和ケアを受けることもできず、耐えがたい苦しみのなかで生を閉じる。

――ここに比べたら、なんだか東京のほうが大変みたいです……。

私がそう漏らすと、濱尾院長は言った。

「都市部の透析クリニックと大病院という構図はきっと、まだ透析患者のメインの層が若くて元気だった時代に機能したシステムなんだと思います。トラブルが起きると病院に送って、治療してまたクリニックに戻ってくる。行ったり来たりしながら透析を続けていくという。でも透析患者が一気に高齢化するこれからは、従来のシステムでは、もう立ち行かなくなるでしょうね」

夕暮れどき、のどかな田園風景に別れを告げて東京へと戻った。

飛行機は徳島市沖の小さな空港から離陸し、1時間もすると眼下に宝石のような街のきらめきが見えてきた。東の方角、ディズニーランド上空には小さな毬のような花火がポンポン浮かんでは消える。夜の空の旅にはお馴染みの20時30分のサインだ。

7年前の夏、不安と悲しみに押しつぶされそうになりながら病室の窓から眺めた東京タワー。そのまばゆい灯が丸い機窓に見えてきたとき、ふと思った。

終末期の透析患者にとって、この大都会のほうがむしろ医療の過疎地なのではないか。

第8章 腹膜透析という選択肢

飽和状態の血液透析

透析患者の「終末期の緩和ケア」について、医療の現場や学会の議論から現状を考察してきた。続く本章では、「終末期における透析」という医療の在り方そのものについて考えてみたい。

慢性腎不全患者にとって、最終的な選択肢は「透析、腎移植、保存的療法（非透析）」の三択となる（海外では近年、「決断の延期」という4つ目の選択肢も重要な要素として取り上げられている）。日本では前述のとおり、腎移植の待機期間は約15年という状況で、透析を導入しない患者に対する医療の体制も不十分だ。多くの患者にとって現実的な選択は「透析」となる。

ひと口に「透析」とくくられる腎代替療法だが、その方法には「血液透析」と「腹膜透析（ＰＤ）」の2つの種類がある（漢字の表記が似ているので、腹膜透析を強調したい箇所にはＰＤ＝Peritoneal Dialysis の略称表記を列記または単体で使う）。

まず読者にそれぞれの透析の違いをイメージしてもらいたい。

日本で一般に「透析」といえば、「血液透析」を指す。本書の前半で書いたような、私の夫が受けていた療法だ。週に3回、透析クリニックに通って治療を行うのが一般的である。

もう一方の「腹膜透析ＰＤ」の現場は、患者の自宅だ。詳しくは後述するが、腹膜（お腹の臓器を覆っている膜状の組織）を使って、水分や老廃物を体外に取り出す。見た目には、お腹に点滴をするような感じである。

特性を一言でまとめると、血液透析は「治療効果」が高く、毒素や水分をしっかり引くことができる。腹膜透析ＰＤは、治療効果はゆるやかだが身体への負担が小さく、患者のＱＯＬ（生活の質）を保つのに優れている。それぞれにメリットとデメリットがあり、患者の状態に応じて使い分けることが必要だが、ここに衝撃的なデータがある。

２０２２年、米国腎臓データシステムが発表した年次データレポート（United States Renal Data System「2021 Annual Data Report」）によると、日本の腹膜透析ＰＤの患者数は透析患者全体の２・９％。片や日本と並んで「透析大国」といわれる台湾は69％で、７割に迫る。欧州やカナダが20～30％、ニュージーランドが30％、先進国の中では低めのアメリカも10％を超えていて、日本では腹膜透析が極端に少ないことが分かる。

日本で腹膜透析ＰＤといえば、「腹膜炎になる」「水が引きにくい」「在宅での操作が難しい」といった評価が伝わってきた。そのため、仕事の都合や、過疎地で通院透析が難しい場合に「仕方なく」導入するもの、という受け止めがされてきた。

私は夫を介護した経験から、どうすれば透析患者が終末期に耐えがたい苦痛を味わわずに済むか、その可能性を探し求めてきた。取材を続けるうち、腹膜透析ＰＤの有効性を耳にするようになった。正直に書けば最初は、偏見に満ちた眼差しで様子をうかがっていた。ところがいざ現場に入ると、思わぬ光景に出くわすことになった。

ふりかえれば、私たち夫婦は長く透析医療と向き合ってきたが、腹膜透析ＰＤについて医療者から説明を受けたことは一度もない。今回の取材で出会った血液透析患者12人（都内で10年以上の透析歴有り）に尋ねてみたが、全員が透析導入時にＰＤの選択肢を示されていなかった。福生病院のケースでも、原告は「もし腹膜透析の説明も受けていれば、透析中止ではなく、腹膜透析を選択した可能性がある」と主張していた。この「血液透析」一択の状態が問題視され、２０２０年の診療報酬改定では、腎代替療法に関する説明・情報提供に指導管理料が新設されるというインセンティブがつけられたところだ。

なぜ海外に比べて、日本では腹膜透析ＰＤがこんなに少ないのか、その背景を詳しく探ろうとすれば別の本が必要になるから、本書ではまず概況だけ俯瞰しておきたい。

前述したＰＤのデメリット、つまり医療的な原因がその普及を阻んできた。加えて、日本特有の社会的な原因も無視できない。日本透析医学会によれば、国内の血液透析の最大収容能力は47万８９５４人。実際の慢性透析患者数は34万７６７１人。つまり国内すべての患者が血液透析を選んだとしても、ベッドは73％しか埋まらない状態にある。

「透析でビルが建つ」といわれた時代、ことにバブル期前後から、金融機関は「必ず成功するビジネスモデル」を示して医療関係者に積極的な融資を行い、国内の血液透析の設備は増え続けてきた。結果としての供給過剰は、血液透析のベッドを埋めるという「動機」を働かせやすい環境を作ったと見ることもできる。

腹膜透析ＰＤ外来を構える大学病院や地域の基幹病院など一定の規模を持つ病院を除いて、透析医を名乗っていても、血液透析の現場でしか働いた経験がなく、腹膜透析ＰＤは説明できない、という医師も少なくない。腹膜透析を選択肢として提示しなければ患者も増えない、という循環が続いている。

透析患者の長い一生の中で、血液透析が日々の生活や仕事を支える治療から、延命治療へと性質を変え、苦痛が増大するタイミングは必ず訪れる。透析患者の、ことに終末期には、治療の効率性よりもＱＯＬを落とさないことが大事だ。そこで腹膜透析ＰＤを導入し、穏やかな看取りを実現する取り組みで成果をあげている地域がある。

「終末期」を前提として、腹膜透析ＰＤの最前線を歩いてみた。

腹膜透析という選択肢

死者・行方不明者あわせて2万人に迫る犠牲者を生んだ東日本大震災から13年と1日。２０２4年3月12日の仙台は急な寒の戻りで、石巻行きの電車の窓ガラスは霧雨に濡れていた。車内には津波警報時の避難方法を記した大きなパネルが貼られていて、この沿線の町々がかつて被災地であったことを想起させる。

市内中心部から約8キロ離れた宮城野区に、東北医科薬科大学病院（６００床、33科）はある。ここに8年前、大震災を機に地域医療を充実させる目的の下、国内で37年ぶりに医学部が新設された。

腎臓内分泌内科を率いるのは、森建文教授。医学部新設を機に、東北大学医学部から移ってきた。ホームページに掲載されている森教授は白衣姿。約束の時間に現れた教授は、青色のパーカーに足下はスニーカー。患者と見間違えそうなカジュアルさだ。

この日は午前中に外来診療を行い、午後から患者の往診に出かけるという。教授が往診？　どういうことかと改めて病院のホームページを見なおす。

〈腎不全に至っても、我々は生活スタイルに合わせた腎代替療法（血液透析、腹膜透析、腎移植）を提案します。とくに在宅で治療可能な腹膜透析に力を入れており、東北有数の施設です。〉

東北医科薬科大学病院では、血液透析の患者が平均10〜20人、かたや腹膜透析PDの患者は10人以上、年間導入数は50人を超える。社会一般の血液透析と腹膜透析の比率が、ここでは完全に逆転している。

往診の時間が迫ると、森教授は小さな鞄と携帯電話を片手に、早歩きで病棟から出ていった。そのあとを、医療器具を詰めたバッグを抱えた白衣の診療看護師（一般の看護師ができない専門的な行為を行える資格を持つ看護師）が追いかける。

この日は病院の車が手配できなかったそうで、森教授は自家用車に乗り込んだ。ハンドルを握りながら今日の往診先を説明してくれた。

「昨日の往診は個人宅ばかりだったんですが、今日は、うちの病院で腹膜透析を導入された患者さんのいる高齢者施設をまわります。それが終わったら、来週から新たに腹膜透析の患者さんを受け入れてくれる施設で勉強会です。新しい施設ほど意欲的に取り組んでくれます。彼らのほうが、大学病院のスタッフよりすぐベテランになっちゃいます」

森教授の口からは、腹膜透析という言葉がポンポン飛び出す。


腹膜透析PDの仕組みは、昔からあるシンプルなものだ。

血液透析を導入するとき、前腕などに透析の出入り口「シャント」を造るように、腹膜透析PDでは、お腹に「出口部」を造る。透析液を出し入れするため、直径5ミリの柔らかい管（カテーテル）を腹部に留置するもので、手術は1〜2時間。見た目には、お腹の表面から管が数センチ飛び出している状態だ。

指で出口部の周辺にふれると、皮膚の下にカテーテルの続きが延びているのが分かる。日常生活に支障はないが、腕のシャントと同じように、腹部の出口部も衝撃から守り、清潔を保つことがとても大事だ。

この出口部に、患者の状態に適した濃度の透析液バッグをつなげて、腹腔内へと注入する。見た目には、点滴を腕ではなく、お腹につなげる感じだ。透析液を腹腔に溜めておくと、血液中に含まれる老廃物や水分が、腹膜を介して沁み出してくる。それを身体の外に排液することで、老廃物が取り除かれる仕組みだ。

患者は入院時に、透析液のバッグを出口部につなげる練習をして自宅に戻る。月に1回は通院し、出口部の状態などを確認してもらう。

腹膜透析PDは毎日行うため、2〜3日おきに行う血液透析に比べて、腎臓の働きに近い。そのため血管など身体への作用が穏やかだ。透析液の入ったバッグと、それを吊り下げるスペースさえあれば、自宅だけでなく職場や学校、旅先、どこでも透析を行うことができるので自由度が高い。

その腹膜透析にも、2つの方法がある。基本的な療法は1回約30分の透析液の注液と排液を、日に3〜4回、繰り返して行うもの（連続携行式腹膜透析＝CAPD）。

もうひとつが、棚に置けるほどの小型の透析器（腹膜灌流装置）を使って、主に夜、寝ている8時間ほどの間に自動的に透析を行うシステム（自動腹膜透析＝APD）だ。就寝中に注排液の作業を行えば、日中はほぼ透析導入前に近い生活を送ることができる。

国内の腹膜透析PDの患者の約2割が、透析不足を補うために、月に数度、クリニックなどで血液透析を併用している（このハイブリッド方式が、終末期でない患者にも治療効果が高いことが最近知られるようになってきている）。

最初に訪ねたのは、サービス付き高齢者向け賃貸住宅・ココロハウス仙台東（個人居室25室）。透析液のバッグ交換を担当しているスタッフたちが、日ごろの疑問を森教授に尋ねようと待ち構えていた。

森教授はスタッフから患者の情報を聞きながら、次々に部屋を往診してまわる。利用者と直接会話を交わして様子をうかがい、体重の増減の推移、血圧、食欲、薬の摂取の状況、出口部の状態を確認していく。

ある患者さんの個室では、腹膜から排液された透析バッグの色が少し濁っていると報告を受けた（正常な排液はほぼ透明）。教授はすぐに排液の一部を専用容器に移して病院に送り、検査にまわすと同時に、携帯用の検査キットで反応を診た。5分もしないうちに白血球反応が現れていないことが確認でき、感染症の可能性が下がってひとまず胸をなでおろす。ひと昔前には病院でしかできなかった検査が、今はこうして出先で安価に迅速に行える。

別の患者さんの部屋では、携帯した小型のエコーで腹部を診察。すると出口部の周辺に少量、膿のようなものが確認できた。この患者さんの、以前からの懸案だという。森教授は同席した薬剤師に薬の変更を指示、もう少し経過観察を行うことにして、改善されない場合は出口部の位置を変更する方針を示した。

他に困ったことはないですかと問われると、この患者さんは心底、不満そうに吐き出した。

「先生、寿司が食べたいのに、ここの施設はダメだって言うんですわ」

施設のスタッフが慌てて、「生ものを差し入れることは規則でできないんです」と割って入ると、森教授は真顔で言った。

「そうか、じゃあ、こっそり駐車場で食べるか」

利用者もスタッフも大笑いしたが、森教授は言外に、民間の賃貸住宅なんだから少し融通してやってよ、と促しているように見えた。

次の患者さんは、最近、食事量が極端に減って、衰弱が進んでいた。血管も細く、採血に苦労することもあるという。認知症はなく受け答えはしっかりしていて、そばには娘さんが付き添っていた。

森教授は今後を視野に入れてだろう、入院して前胸部にポート（点滴の入り口）を造設する手術を行い、食べられないときはそこから栄養を入れる方法もあると勧めた。男性は最初、「入院」という言葉に戸惑っていたが、手術を行うメリットとデメリットの説明を聞いて、入院することに同意した。すると森教授はその場から自分の大学病院に電話を入れ、病室のベッドと手術日程の確保を自ら行った。

「あぁ、誕生日は、病院かぁ……」

患者がベッドの上に体を起こしてつぶやくと、教授は満面の笑み。

「大丈夫、この日程なら誕生日までには戻れるよ！」

患者の誕生日が頭に入っている。娘さんは「父さん、良かったね、帰ってきたらここでお祝いしよう」と笑って、痩せた父親の背中を撫でていた。

診察、検査、薬の処方、そして入院と手術日の調整まで、まるで大学病院がそのまま歩いているようだった。森教授のまわりを、施設のスタッフや薬剤師、医療機器会社の社員が遠巻きにしてメモをとる。問題があれば全員が意見を出し合う様子は、多業種による動く研修会のようでもある。

弱っている人、比較的元気な人、家族がいる人、いない人、終活で施設に入った人。さまざまな状態の、さまざまな事情を抱える患者さんがいた。全員に共通しているのは、もし腹膜透析PDがなければ、彼らは全員、血液透析をしながら人生の最期まで入院生活を送らねばならなかったということである。


最初の施設で往診を終えると、次は、翌週から初めて腹膜透析の患者を受け入れる住宅型有料老人ホーム・ReHOPE仙台若林（定員54人）に向かった。前年末に新築したばかりの施設で、医療介護度の高い利用者を優先して受け入れている。スタッフ全員が看護師の資格を持ち、介護保険ではなく医療保険で対応する。

ここからは森教授に加えて、大学病院の地域医療連携の担当者2人も合流した。森教授は会議室で1時間ほど、パワーポイントを使って腹膜透析医療をめぐる現状、管理の注意点について説明を行った。勉強会はこれで2度目という。続いて、施設の中を歩いてまわる。透析液バッグの保管場所や、出口部の衛生を保つために大事な風呂場、居室からの動線を確認し、きめ細かな助言を伝えていた。

施設長で看護師の資格をもつ佐々木大輔さんは顔をほころばせた。

「うちにも医師がいますし、看護師もベテランを配置していますが、こうして大学病院と直にやりとりができて、疑問点をすぐ解消できる体制は本当に安心感が大きいです」

この日往診にまわった地域には、数年前まで、腹膜透析PDの患者を受け入れる高齢者施設は一軒もなかった。それが実際に始めてみると、施設でも十分に対応でき、患者の満足度が高いことが分かり、今では7施設がPDに対応している。

森教授の往診はボランティアのケースも多い。診療報酬に算定できる「医学管理料」は、患者の主治医である在宅医にとってもらうからだ。それでも往診を続けるには理由がある。在宅医や訪問看護師のPDのスキルを向上させれば、もし自分のような存在がいなくなっても、患者は安心して治療を続けることができる。地域医療を活性化させるために手を抜けないのだという。

「僕は、この地域の在宅の腹膜透析患者さんの管理体制を、大学病院と同じレベルにすることを目指しているんです。そうすれば患者さんも、介護する家族も、医療者の側も、全員が楽になるんですよ。だって現場が患者さんの家なんですから」

これまで腹膜透析PDは高齢者にとって、透析液バッグの交換が負担になるので導入は難しいといわれてきた。ところが現実には、認知症のないほとんどの高齢者が問題なく自分で作業をこなすという。訪問看護の日数もしっかり確保することができるので、見守りの体制も盤石だ。むしろ週に3度の通院が必要な血液透析の患者のほうが負担が大きく、年に数例は介護者が患者より先に亡くなって患者が入院せざるを得なくなる困難なケースに出くわすのだと森教授は言う。すべての視点が、通説と逆である。

余生にどう生きがいを見つけるか、誰に介護してもらうか、最後はどこで死ぬか——。

終末期の医療にかかわるということは、治療方針の設計だけではなく、「人生の設計」が必要だ。対象は「高齢者」、現場は「家（施設）」。この条件に、腹膜透析がぴたりとはまった。

一日の往診に密着したあと、深夜、教授の診察室でじっくり話をうかがった。腹膜透析を初めて手がけた理由は、意外なことに東日本大震災だった。

大災害と患者の自立

２０１１年3月11日、東北地方が大地震に見舞われたとき、森医師は東北大学病院の腎高血圧内分泌科に准教授として勤めていた。

大量の水と電気などライフラインに大きく依存する血液透析と災害は、極めて相性が悪い。東日本大震災でも宮城県内53すべての透析施設が停電、断水も9割に上った。翌朝、透析をまわせた割合は、病床ベースで14％に過ぎなかった。

被害が大きかった県最北端の気仙沼エリアでは、血液透析を受けられない患者が約１６０人発生した。いわば透析難民である。彼らは二晩、小雪の舞う厳しい寒さを耐え、さらにバスで一晩かけて東北大学病院に運ばれてきた。災害時透析医療史上、ひとつの医療機関で同時に受け入れた患者数としては最多の規模だ。森医師はその受け入れ窓口を担当し、医局でトリアージ（治療を受ける患者の優先順位を決めて選別すること）するグループを作り、１６０人の中から緊急を要する79人の患者を選んだ。

地震が起きた3月11日は金曜日で、時刻は14時46分。森医師の記憶によれば、一行が到着したのは月曜日だったから、火・木・土の透析グループの人たちは、すでに最後の透析を木曜日に終えてから４日が過ぎている。さらに金曜の午後に透析をしていた患者たちも、透析を開始して間もなく中断されている。被災のストレスも重なって全身状態が悪化し、尿毒症が現れている患者もいた。

市内全域で断水と停電は続いていたが、東北大学病院は地下水を使うシステムを持ち、非常電源も生きていたことから「野戦病院化」せずにすんだ。震災の翌日から透析を再開、各地から運ばれてくる救急の患者対応、そして外来でも透析を始めた。同時にトリアージした79人にも数日間かけて臨時の透析を行った。

応急処置を終えると、患者をＤＭＡＴ（災害派遣医療チーム）が同乗するバスに乗せ、瓦礫を片付けたばかりの航空自衛隊・松島基地へ移送。自衛隊機で、受け入れ施設を確保することができた北海道の病院へと搬送した。血液透析は、ほんの半日、１日の遅れが死に直結する。個々の希望には構っていられなかった。

「まだ家族の安否が分からないんです！　自分だけ安全な場所になんか行けません」

そう泣きながら懇願する患者もいて、移送の現場には悲愴感が漂った。

地震発生から約１ヵ月はテレビも携帯電話も使えず、この状態がいつまで続くかすら見通せなかった。病院には海側の地域からぞくぞく患者が押し寄せてくる。問診すると、ふだん自分がどんな薬を飲んでいたかも把握していない人があまりに多い。安価に医療を受けられる国民皆保険の弊害か、患者自身がセルフケアをできていないことが、危機的な現場をより混乱させているように森医師の目には映った。

ところが、この大混乱の中で腹膜透析ＰＤの患者だけは、意外に落ち着いて事態を乗り越えていた。避難所の隅で透析液バッグを吊り下げ、自分で透析を行う姿があった。家族と無理やり引き離し、なかば強制的に北海道に送ってしまわざるをえなかった血液透析の患者たちとのあまりの落差に、森医師は目を見開かされた思いがした。

災害に強い腎臓医療つまり医局として腹膜透析ＰＤという「選択肢」を持つことが、医療者に求められているのではないかと思った。しかし後述するような事情から、院内に腹膜透析の患者は１人もおらず、数週間は身動きができない状態が続いた。


少し話は逸れるが、腹膜透析と患者の自立については、別の観点からも興味深い研究がある。腎移植に至った血液透析と腹膜透析ＰＤの割合を分析した論文を読むと、いずれの研究でも、腹膜透析ＰＤのほうが、血液透析に比べて有意に多い割合を占めている（移植腎の生着率は変わらない）。

原因として推測されるのは、腹膜透析は患者の自宅で行うため、腎不全という病に対して家族の理解や共感が得られやすいこと（生体腎移植にも繋がりやすい）、医療者が患者の生活にまで踏み込んで情報を得られるため、適切な医療情報が提供されやすいことなどが挙げられている。

これは第１章でも指摘したことだが、血液透析の場合、ほとんどの家族は患者がクリニックでどんな医療を受けているか見たことすらない。患者の側も、維持透析クリニックに「透析をしてもらう」感覚になり、丸ごとお任せの姿勢になりがちだ。患者の自立は透析のみならず、あらゆる医療に要求される大事な要素だろう。

透析業界のトラウマ

震災からひと月たった2011年4月、余震は収まることなく、被災地医療の最前線にあった東北大学病院でも、食料調達は医局レベルで行うという厳しい環境が続いた。

森医師は日々、押し寄せる患者の治療にあたりながら、自分たちの食料も探さねばならなかった。幸い、医局の教授が農家出身で、実家からまとまった米を分けてもらうことができた。その折、近所の酒屋が医師たちを励まそうと酒を差し入れてくれた。

医局の全員が不眠不休で、疲弊していた。「今夜だけは飲もうか」という流れになり、皆で集まった晩のこと。海外に留学経験があり、国際的な腹膜透析の状況を熟知している女性の医師が、酔った勢いで教授に詰め寄った。

「先生、なぜうちではPDをやらせてもらえないんですか！」

すると教授は、意外にすんなり「じゃあ、やりなさい」とOKを出した。医局長だった森医師は「これで業務としてPDができる！」と翌日からすぐに動いた。

かつて腹膜透析の権威といわれた大学OBのドクターに電話で指示をあおぎ、同月には腹膜透析の実績がある千葉の東京慈恵会医科大学附属柏病院、山形市の矢吹病院に医局員2人を派遣した。まだ新幹線も全通しておらず、夜行バスや在来線を使った。

翌5月には東京大学医学部附属病院を訪ねた。「旧帝大クラス」の大学病院で、腹膜透析をゼロから立ち上げるための環境作りを学ぶためだ。このとき東大のドクターがホワイトボード一面に一気呵成に書いて伝授してくれた内容は、画像に撮って大切に保管している。当時は理解の追いつかない内容も多かったが、森医師は今もその画面を見返してみては学ぶことが多いのだという。

そして6月、東北大学病院の患者に1例目の腹膜透析手術が行われた（出口部の手術は、環境の整っている矢吹病院で行った）。腹膜透析に長い実績のある福岡・小倉記念病院からは、応援のドクターが駆けつけてくれた。こうして震災から3ヵ月後、東北大学病院で腹膜透析PDが稼働し始めた。

ところが、院内ではすぐに逆風が吹いた。腹膜透析に対して「感染症に弱い医療」というイメージが定着していたからだ。

「PDは、森先生が患者さんをだまして行うもの」

最初はそんな風に看護師たちから批判されたと、森教授は苦笑いで振り返る。

「医局にはアンチPDが多くて、あるドクターから手紙をもらいました。患者をだますな、PDをやるなら心してかかれ、と書いてありました。そのドクターも今では理解してくれていますが、僕はその手紙を自分の宝物と思って大事に持っています」

四面楚歌の状態で1年が過ぎた。風向きが大きく変わったのは翌2012年。宮城県が、災害に強い地域医療を構築するためのプロジェクトを公募。森医師のグループが提出した、腹膜透析PDを使って地域の腎臓医療を強固にするというプランが採用されたのだ。これに思わぬ額の予算がついた。

腹膜透析によって自宅で過ごせることに患者の満足度は高く、森教授によれば、この年だけで31人が腹膜透析を導入した。病棟では腹膜透析の看護ケアがだんだん浸透していき、看護師を対象とした研修会を開けるまでになった。

「若手の医師はどうしても先進医療に憧れますし、患者さんの生活部分にまで食い込まざるをえないPDのような地味な医療は敬遠しがちです。でもね、看護師さんたちがPDにハマってくれた。彼女たちは常に患者さんに身近に接していますから、PDの満足度が高いことを実感として分かってくれたんだと思います」

それから4年後の2016年、東北医科薬科大学病院に医学部が新設されることになり、森医師は上司のすすめで東北大学医学部から教授として赴任。新天地でゼロからのスタートを切る、はずだった。

ここで思わぬことが起きた。東北大で担当していた50人の腹膜透析患者全員が、森医師について転院すると言い出した。患者にとってそれは東北大学医学部という、地域の絶対的な安心と信頼のブランドを手放すことでもある。森医師は最初、耳を疑ったが、これこそ腹膜透析という医療への信頼ではないかと心強く思った。おかげで新病院での在宅腹膜透析の立ち上げには最初から分厚いベースができた。

「ＰＤラスト」

身体への作用が穏やかな腹膜透析ＰＤは、自宅や施設で亡くなるぎりぎりまで透析を続けることができる。適正に管理が行われさえすれば、「透析中止」という苦しい選択を迫られることはなく、尿毒症の恐怖に怯えることもない。痛みも伴わないから、臨終間際に救急車を呼ぶ必要もない。

終末期における腹膜透析の有効性が広く認知されるようになってきたのは、２０１５年、アメリカの研究で「Palliative PD＝緩和ＰＤ」という言葉が登場したことが大きい（『*Nefrologia*』35（2）, 2015）。日本でも最近、同種の論文が散見されるようになってきた。

しかし、すでに１９９０年代から、ＰＤが終末期に適しているという特性に注目し、在宅で実践してきた医師が福島にいる。その医師は２００２年、「ＰＤラスト」という言葉を使って臨床例も発表していた（『透析会誌』35（8））。

いわき市の中央に位置する、かしま病院（１９３床・透析ベッド50床）。ここで副院長かつ透析センター長を務める中野広文医師がその人だ。老医師をイメージして病院を訪ねると、中野医師は日焼けした、精悍な、引き締まった体つきの「現役バリバリ（本人談）」の姿でさっそうと現れた。

取材の趣旨を伝えると、いきなりこう看破された。

「今、あなたの口からPalliative PDとかいう言葉が出ましたけどね、そんなことは、わざわざアメリカの研究を有難がって使わなくても、医師なら大昔から分かっていることですよ。最近、横文字を縮めたキラキラした言葉が増えて、みんな喜んで使ってますけど、医療において大事なことは何も変わっていません。病院が与える医療じゃなくて、患者さんにとって何が大切かを考える、これでしょう」

中野医師によれば、透析医療を普通に学んできた医師であるならば、「PDファースト・PDラスト」という言葉を知っていて当然だという。つまり、透析を導入するにあたって理想的なかたちは、腎機能が残っている段階から腹膜透析PDを徐々に導入して透析を始め（PDファースト）、腎機能が無くなる段階で血液透析に移行し、終末期には再び腹膜透析PDに戻る（PDラスト）というものだ。

東京慈恵会医科大学第二内科の出身である中野医師が、かしま病院の関係者から請われてここに赴任したのは1997年1月、介護保険が始まる前のことだ。診察を始めてすぐ、ある患者と出会ったことが、透析をめぐる療法の認識を大きく変えた。

その女性は大部屋に入院し、血液透析を受けていた。81歳、すでに下肢を切断し、傷口も開いて化膿しているうえ、大腿骨頸部骨折や褥瘡もあった。家族とこれからどうするかという相談になったとき、お嫁さんが家で看取りたいと言いだした。介護者にとっては療養病床のある病院に任せるほうが楽に違いない。それが、こんな厳しい状態の義母を家に連れて帰りたいという申し出に、中野医師はちょっと驚いた。

血液透析を行っている以上、退院はできない。そこで腹膜透析という手法が浮かんだ。それまで中野医師は、「腹膜透析は、好きじゃなかった」という。腹膜炎も起きやすいと聞くし、医局でPD外来を担当したことすらなかった。しかし、ほかに方法もないので、外科で出口部の手術を行い、お嫁さんに透析液のバッグ交換を練習してもらって退院させた。

「正直、1日とか2日で音をあげて、病院に戻ってくるだろうって思ってたんですよ。ところがね、そこから半年、自宅でしっかり生活することが出来たんです。病院の大部屋にいたときは大勢の中の1人だから、僕も患者さんもあまり深い話はしないでしょう。それが、僕が自宅に往診に行くと一対一の関係になる。周りに家族もいるから、患者さんがよくしゃべるようになってね、見違えるほど元気になった。その姿を目の当たりにして、終末期にはPDと在宅の組み合わせが有効だという確かな手ごたえを得ました」

前述した2002年の論文で、中野医師は繰り返し「介護者の負担軽減」についてもふれている。在宅である以上、介護者のことも同じくらいケアしなければ、患者のQOLは上がらない。一日に3~4回の注排液を行うとされるCAPDでも、患者の様子を見ながら回数を減らし、時間も工夫し、訪問看護を必要に応じて取り入れた。

結果、患者10例のうち、高度の認知症と躁うつ病を患う2例を除き、8例で穏やかな看取りを実現することができた。

「さっき言った、この病院で最初に出会った患者さんのケースですけどね、確かに僕がPDと在宅を結び付けて、患者さんを自宅に戻すことができました。でもね、一番えらいのはお嫁さんですから、そこを忘れちゃいけないんです」

中野医師はそう付け加えて破顔一笑した。

地域の基幹病院であるかしま病院で、ただ1人の腎臓内科の常勤医として働く中野医師は、患者の腎臓が悪くなり始めて検査を行う段階から、終末期までを一貫して診ている。臓器を診るのではなく、患者の人生と向き合ってきた。そして、血液透析患者が終末期になると入院して人生を閉じるしかないという現実に疑問を抱いた。

２０００年、介護保険制度が創設されたのを機に、その活用方法を理解するため、自らケアマネージャーの資格を取った。48歳のときだ。そして院内に、「腎不全介護支援室」を立ち上げた。看護師数人が専任でかかわり、在宅でのＰＤラストの実践だけでなく、透析を導入する前や離脱後の保存期の指導、看取りまでを一貫して行った。「ＰＤラスト」の本来の目的は自宅で看取ることが前提だったが、現実は家族の意向によって、自宅、施設、病院と様々だった。

２０１１年の東日本大震災では、いわき市内の血液透析患者のほぼ全員が、県外への避難を余儀なくされた。だが、腹膜透析の患者は自宅に留まることができたという話は、先の森教授の体験と重なる。

取材で伝え聞いたところによると、中野医師にはこれまで東京方面の病院から就任を要請する声もかかったという。しかし自分がこの地域を去れば、腎臓を診ることのできる医師は一人もいなくなる。東京には家もあるが、結局、この病院に留まることを決めたのだという。

中野医師の話には一貫して、医師としての矜持が貫かれていた。

「患者さんに向き合うということ、死に向き合うということは、はっきり言って手間もかかるし面倒くさいことです。ですが、それを避けて通ろうとすれば、患者さんのために、という仕事はできなくなります。医療にとって大切なことは、ただ病気を治すことよりも、患者さんのＱＯＬを上げること、もっと大事なのは、メンタル、こころを支えることでしょう。それはＰＤにかかわらず、どんな医療でも同じじゃないですか」

腹膜透析ＰＤは、熱心な医師がその地域に現れると、需要もあって一気に患者が増える。だが、その医師がいなくなればまた消えていく。この四半世紀、関係者が集まるといつも、「ＰＤはこんなに有効に使えるのに、なぜ広がらないのか」という同じ議論が繰り返されてきたという。

この話を聞いたとき、やや唐突だが、私には阪神・淡路大震災で見た避難所の光景が頭に浮かんだ。当時、私は日本テレビ系列の記者として応援で現地に入り、避難所に寝泊まりしながら取材をした。大勢が雑魚寝《ざこね》で衛生状態も悪く、プライバシーもない。テレビでは美談ばかり取り上げるが、現場は問題山積で、多くの災害関連死を生んだ。海外の先進国では、緊急時の避難所には専用の小型テントを張って居住空間を確保し、食糧の備蓄やトイレ・シャワーの設備も用意し、避難者に配慮した運用を行えるよう備えている。

日本でも、その必要性が叫ばれて久しい。しかし、阪神から約30年がたった今でも、災害の発生時にはいまだ避難所での雑魚寝の映像が映し出される。段ボールベッドが導入されるようになったのも最近だ。必要性も、重要性も、みなが分かっている。それなのに、現実はなかなか変わらない。

患者のために、そして住民のために——。多くの現場で、志のある人たちが懸命の努力を続けている。しかし、個々の動きには自ずと限界がある。もっと大きな組織に属する責任者たちが覚悟をもって取り組まねば、社会は変わらないのではないかという思いを強くした。

ＰＤのパラダイムシフト

東北医科薬科大学の森教授の現場に戻りたい。森教授も今、「ＰＤラスト」の実践に大きな手ごたえを感じている。

腹膜透析は、亡くなる直前まで続けることができるという特性に加えて、「干からびるような外見」になりにくいことも、看取る側にとって重要ではないかという。

「腹膜透析ＰＤでも、血液透析と同様、毒素を引くのと同時にアルブミンとかグロブリンとか大事なタンパク質が結構な量、排出されてしまうんです。透析で引く老廃物の量を示すガイドライン（Kt/V）があるんですが、医師はどうしても指標にしばられます。

この指標を若い人と同じように、高齢者や衰弱の進む患者に当てはめて透析を続けたら、栄養失調が進んで干からびてしまいます。干からびたほうが死ぬときに苦しまないからいい、というのは本来おかしな話ですよ。家族にとっては、いつもの姿で、眠るように看取りができたほうがいい。ＰＤは自由度が高いので、衰弱にあわせて透析の回数や透析液の濃度を変えるなど柔軟に対応できます。僕は、生きてきた姿のままで安らかに逝かれた患者さんをたくさん見ています」

次に例示する患者のように、足をさすっていた娘が、母親が亡くなったことに気づかなかったケースもあったという。在宅での看取りについては次章で詳しく取り上げるので、森教授の患者を3例だけ、簡潔に列記しておく。

◆**78歳女性**（**糖尿病性腎症、肺結核**）

PDメニュー：2・5%ブドウ糖含有透析液1500㎖、イコデキストリン透析液1500㎖、4〜6時間の貯留で一日に1〜2回。

血液透析が困難になり、家族の介護の問題もあり腹膜透析に変更。自宅近くのサービス付き高齢者住宅で娘に足をさすられながら眠るように他界。娘は母親が息をひきとったことに気づかなかった。

◆**92歳女性**

PDメニュー：2・5%ブドウ糖含有透析液1500㎖、1時間貯留で一日1回。

バッグ交換は息子。デイサービス利用時に入浴、出口部の消毒。リモートを使って大学病院と地域病院で連携し、最後まで自宅で過ごし、穏やかに息をひきとる。

◆**86歳女性**（**認知症あり**）

PDメニュー：2・5%ブドウ糖含有透析液1500㎖、2時間貯留で一日1〜2回。

バッグ交換はサービス付き高齢者住宅の看護師が担当。病院では何度も無断で離院をはかったが、サービス付き高齢者住宅では腹膜透析をしながら穏やかに過ごした。

かつては腹膜炎をおこしやすいと批判された腹膜透析だが、様相は変わりつつある。カテーテルの接合部を小型の器械で滅菌できる「紫外線照射自動接合装置」、お腹の出口部を清潔に保つ「陰圧吸引療法」などが導入され、後述するように透析液の改良も進んでいる。介護保険が導入されるまでは月に1度の通院で、感染の管理はほぼ患者任せだった。最近では訪問看護師が頻回に見守りを行い、トラブルを早期に発見できる。近年のアメリカ統計学会の調査では、患者一人あたりの腹膜炎発症率は、1984年の1・1回／年から、0・2以下にまで下がった。

もうひとつ、腹膜透析が批判されてきた弱点に、水分が引きにくいという特徴がある。実際、比較的体力のある患者では体液が過剰になりがちで、血液透析に移行せざるをえないケースも多い。森教授は最近、ここに大きな可能性を見出している。

透析液には、ブドウ糖とイコデキストリン（でんぷんの一種・使用回数に制限あり）が使われる。これらの物質は水分を引き寄せる性質を持っていて、身体に余った水分を集め、腹膜を通して体外に排出させるのだが、ブドウ糖の「濃度」と、腹膜への「貯留時間」によって除水量が飛躍的に増えることが分かってきた。

「日本では1・5％のブドウ糖透析液が主流です。他にも2・5％と4・25％という濃度があるんですが、ほとんど使われていません。理由は、かつて酸性ブドウ糖透析液を使っていた時代に腹膜硬化症が多発したトラウマがあるからです。腹膜劣化の原因は糖分解産物でしたが、最近の高濃度ブドウ糖透析液は中性化の処理がされていて、むしろ患者自身の血中濃度より低いんです。

実際に4・25%の透析液を、ある条件下で使ってみたら、正直、水分が引け過ぎるくらい引けて、逆に脱水を起こさないよう注意が必要なくらいで驚きました。この塩梅をうまく使いこなせるようになると、血液透析と遜色ないところまでもっていける、PDを活用するパラダイムシフトを起こせるという手ごたえを得ています」(取材の3ヵ月後、森教授は詳細を『臨牀透析』第40巻第6号に寄稿した。この掲載号は40年の節目に腹膜透析を特集している)。

現在の腹膜透析PDは、当然ながら腎不全の患者が対象だ。これがさらに改良されて、心不全で体液過剰となる患者を抱える循環器内科医たちも使えるようになると、PDの療法はより確立されていくのではないかと森教授は展望する。

「僕の理想はですね、別に透析は透析クリニックで行わなくてもいい、普通の小さな町の病院でナースさえいればPDができる状態にまで技術をあげていくことです。PDは設備投資が要りませんから、日本の医療全体にとっても悪い話ではないはずです」

透析クリニックの医師が聞いたら震えあがるような発言だった。

大学病院の深夜の診察室は静まり返っている。

森教授は2時間近く私のインタビューに語り続けた。ときおり看護師らからスマホに相談の連絡が入る。その都度、ＳＮＳで送られてくる患者のデータを見ながら対応を指示する。昼間、往診に使った自動車のうしろには釣り道具が覗いていたが、電波の届かぬ沖合にでも出ない限りプライベートな時間はなさそうだなと思った。

話が途切れたとき、森教授は思い出したように遠い日の記憶にふれた。

「実は幼いころ、母の弟、つまり僕にとっては叔父さんが透析をしていたんです、それがＰＤだったんですよ。叔父さんは海外出張のとき、飛行機のフライト中に自分で透析液バッグを吊るして透析をしながら世界中を飛び回っていた。病気になっても、あきらめない。すごいなぁと思って。将来、医者になってチャンスがあったらＰＤをやってみたいとずっと思っていたんです」

遥か昔に接した叔父の姿が、今こうして地域医療を支える動機になっていた。

「ＰＤに関しては今、前にいた大学病院より、もっともっと臨床実施型で実現できていると自信を持って言えます。大震災を経験して、僕は医師としてこの地域の患者は絶対に自分が守るって、本気で思っています。自分の故郷に恩返しをするぞって……」

言い終わらぬうち、またも看護師からの着信が鳴った。私はこれ以上の長居はできないと思い、慌てて録音を止め、お礼を伝えて診察室をあとにした。

病院はとっくに消灯時間を過ぎていた。夕方まで患者さんでごったがえしていた廊下も真っ暗だ。

守衛室のある裏口から一歩踏み出すと、外はまさかの土砂降り。傘が役に立たないほどの強風が吹き荒れていた。最寄りの陸前高砂駅まで徒歩10分あまり、頭から足先までズブ濡れになった。吹き曝しの小さな駅のホームで、深夜にひとりブルブル震えながらも、心の片隅にはどこか温かい余韻が残っていた。

灯台下暗し

東京・自由が丘は、わが夫、林新の青春の地だ。

高校時代は慶應・日吉キャンパスの道場で稽古を終えるといつも、自由が丘にあった仲間の家にたむろした。就職してから亡くなる前年までずっと、年に数度は必ず自由が丘の店に剣道部の仲間たちと集まった。

人工透析内科の柴垣医院（28床）は、その自由が丘の駅から徒歩1分にある。

２０１６年、林が再透析になって近所にクリニックを探したとき、この柴垣医院も候補の一つにあった。ふたりで下見に来てみたら、東急大井町線の線路沿いで道路が狭かった。送迎時の駐車スペースが心配になって、話を聞く前に早々にあきらめた。

柴垣医院が入るビルのすぐ隣の喫茶店は、自由が丘で約40年も続く有名なお店で、深煎りコーヒーがとても美味しい。私たち夫婦が好んで座ったのは、店を入って左手奥の隅のテーブル。なじみの席に座る私の目の前には今、林の代わりに、柴垣医院の柴垣圭吾院長がいる。診察の合間をぬって、取材に応じてくれた。取材場所にこの喫茶店を指定されたときは、少しドキッとした。

「透析患者さんも、座位が保てなくなったら通院できなくなるでしょう？　車椅子なら対応できるけど、ストレッチャーになると、うちなんかエレベーターにも乗れないしね。そこから先はもう〝永遠の入院透析〟しか選択肢がないわけ。脳梗塞で倒れたある患者さんが、入院を嫌がって泣いてね。僕も、もし自分がこんなかたちで病院送りにされたら、これはたまらんなぁと思って。２０１３年ころから腹膜透析ＰＤ外来を始めたんですよ」

つい数分前まで、隣の自院で仕事をしていた柴垣院長は、額の汗を拭きながらアイスコーヒーを口に含んだ。柴垣医院が腹膜透析ＰＤを導入したのが２０１３年、ということは、林が亡くなる4年前だ。

自由が丘で父親の代から続く柴垣医院は、日本で本格的に透析医療を手がけたクリニックの先駆けともいえる老舗だ。大学病院で腹膜透析ＰＤを手がけた経験のあるベテラン医師がそろう。数年前の透析医学会でも、柴垣医院で在宅診療を担当するドクターが一般口演に立ち、高齢者のＱＯＬを保つためには腹膜透析がうまく使えること、透析の入り口と出口の両方を支援するため、医療保険と介護保険の併用ができるようにすることが必要だと熱をこめて発表していたのを私も現場で聞いたことがある。

目の前で腹膜透析ＰＤについて熱く語る柴垣院長の話に耳を傾けながら、ふと、林が最後にお世話になった透析クリニックの光景を思い出した。

透析室こそ明るくてきれいだったが、院内には臨床経験の浅い医師がひとり。透析がまわり始めると誰もいなくなる時間もあった。柴垣医院とは雲泥の差だ。運命とはこういうことかもしれないが、もしあのとき柴垣医院を選んでいたら……、と考えずにはいられなかった（ホームページを見ると現在は別の医師になっていて、体制も変わっているかもしれない)。

透析患者の高齢化により、入院透析患者の概数は過去10年で1・5倍に増え、10人に1人が入院していることはすでに述べた。一般に、通院ができなくなった血液透析患者が送られる先は、柴垣院長のいう〝永遠の入院透析〟つまり療養病床のある専門病院になりがちだ。ここで多くの透析患者が看取られている。

私は関東エリアの複数の病院に取材を申し入れたが、対面取材も電話取材もすべて断られた。そこで匿名を条件に、西日本の同種の病院で働いた経験のある現役の透析技士に話を聞いた。左記は個人情報と重複を除いて発言内容を簡潔にまとめたものだ。

「透析室にはズラーッとベッドが並んでいて、患者さんの多くが終末期です。意思疎通ができない人が多いから静かですよ。精神疾患や認知症でじっと寝ていられず、薬を使って眠らせている患者さんもいます。最近は認知症の患者さんが多いですね。暴れると透析を安全にまわせないので、四肢を柵に固定させてもらったり、手先はグローブをかぶせたりします。ちゃんと意識のある患者さんもいますけど、そういう人たちは余計キツイでしょうね。血液透析を続ける限り自宅には帰れない。週に3回の透析のために、死ぬまでそこにいないといけないんですから。

僕らは、亡くなるぎりぎりまで、血流速度を調整して(透析を)まわせるところまでまわします。透析ベッドを空けると経営的に厳しいと上から言われますから。

患者さんは定期的に院内の病棟をベッドごと移動させます。療養病床から回復期リハビリテーション病床へ下りて、また療養病床へ上げて、グルグルまわす。長期入院が続くと保険点数が下がりますから、そうすることで病院は保険点数を稼げるんです」

すべての病院がそうではないだろうが、この種の話は、透析医療の関係者なら多くが知っている。血液透析の出口の体制づくりに取り組んでこなかった業界の最後の受け皿といえるだろうか。こんな経営を行う病院を「透析業界の闇」と批判することはたやすい。だが透析患者は、その病院から見放されたらどこにも行く先がない。透析を止めたら死んでしまうのだから。

人生の最後の最後まで苦しみながら透析を受け、血圧など循環動態が保たれていれば、意識がなくなってもなお透析をまわされる。それを本人が望んでいれば別だが、多くの透析患者たちが終末期に置かれる状態は、尊厳のある生とも死とてもほど遠い気がする。

再び自由が丘の喫茶店に戻る。

柴垣院長が、終末期に差しかかった血液透析患者を病院に送るのではなく、自宅に戻すため、腹膜透析ＰＤを導入してから約10年。現在は同じビル内に在宅療養支援診療所を独立させ、平均10人の腹膜透析患者を診ている（血液透析と併用する患者も含む）。柴垣院長自身も自院で患者を診ながら、近隣地域への往診も行っている。

――ＰＤを導入してからの手ごたえはいかがですか？

「もう、メゲそう‼」

意外な答えが返ってきた。

理由を訊くと、張りのある柴垣院長の声のトーンが少し下がった。

日本の医療を俯瞰すると、国の方針は間違いなく医療費削減に向かう、膨大な公費が投入されて久しい血液透析は遠からずターゲットになる、腹膜透析PDなら元手がかからない、国の推進する在宅医療の方向にある、それに患者さん自身が家にいられて満足度も高いのだから間違いなく広がっていくだろうという確信があった。ところが、いざPD外来を構えてみると、思ったほど患者は増えない。

「僕らがいくらPDのメリットを伝えてもね、患者さんの側に強い偏見があるんですよ。患者さんの第一声は、PDは怖い、感染症がイヤだとかね。まあ、地道にやっていかないといけないとは思うけど、うちらみたいな医院がいくら気張っても、そう簡単には変わらないですよ。患者さんの側も自分の身体のことなんだから、もっと勉強してくれないと困るよね。国や学会のエライ人たちも、僕が話したようなことはとうに分かっているはずだけど、しがらみがあるのかな、動きは鈍いね」

そこまで語ると、柴垣院長は腹膜透析に取り組むようになった、もうひとつの理由を教えてくれた。柴垣医院の先代、つまり父が現役を引退して自宅で病に伏せたときのことだ。父は入院だけはしたくない、家にいたいと、息子たちがどんなに説得しても病院行きを拒んだ。

「絶対に入院はイヤだ、家で死にたいという父の姿を見てね、あれ？　って思ってね。自分たちはこれまでさんざん通院透析が難しくなった患者さんを入院させてきたじゃないか。これって矛盾してないかって。自分がされたくないことは、患者さんにもしちゃいけないんじゃないかって、そういう思いが湧いたんです」

自身の父を看取った経験は、今、在宅の患者を看取るときに生きている。「メゲそう」になりながらも、一般の人にもっと腹膜透析を知ってもらうため、PD関連情報を配信する「おうちで透析」プロジェクトをたちあげ、SNSで地道に発信を続けている。

小一時間、立て板に水のような勢いで語り尽くすと、柴垣院長はサッと席を立ち、

「じゃ、危ない発言はカットしといてよ」

そう言って右手を挙げて笑い、スタスタと隣の自院へ戻っていった。


喫茶店は、ちょうどお客さんの入れ替わりの時間なのか誰の姿も見当たらず、いつになく静まり返っている。なじみの席にひとり居残り、柴垣院長とのやりとりをノートに整理した。手元の携帯電話を取り出し、柴垣医院の「おうちで透析」を検索してみると、2500人のフォロワーがついていた。

作業を終えて店を出た。夜の自由が丘は、昼間とはまた違うにぎやかさだ。電車の行きかう東急大井町線を背に隣のビルを見上げると、2階の柴垣医院の窓ガラスにぼんわりと明かりが灯っている。日中に働く人たちを対象とした夜間透析が始まっているのだろう。

灯台下暗し――、そんな言葉が浮かんだ。

もし私たちがあのとき柴垣医院を選んで、ドクターから腹膜透析をすすめられていたら、どう判断しただろう。感染症が怖いと拒否したか、移植手術の可能性があるからと延期したか、それ

とも血液透析から在宅腹膜透析へと療法の変更を決断していたか、そもそも適応はなかったか。

今さら想像しても詮無いことだけど、少なくとも医療者から「選択肢」を与えられていたことだけは間違いなさそうだ。

第９章　納得して看取る

「ＰＤ不毛の地」

看護師、益満美香さんは鹿児島生まれの鹿児島育ちだ。
つぶらな瞳、という表現はこの人のためにあるような言葉で、クリッとした黒い瞳の奥に小さな星がいくつも光って見えるよう。

益満さんは高校を卒業後、幼いころからの夢だった看護師になり、働きながら３人の子を育てた。が、ある事情から、もう看護師は辞めようと思ったのが14年前、36歳のときだ。趣味が高じてパン職人の資格を持っていたので、家で教室でも開こうかなと思っていた矢先、人生を一変させる出来事が起きた。

勤めていた鹿児島徳洲会病院（３１０床）の泌尿器科に、新しいドクターがやってくることになった。ネットで名前を検索すると、思わぬ映像を見つけた。

数年前、同じ系列の病院で行われた腎移植手術で、臓器売買の事実が発覚。移植を受けた患者と仲介者が逮捕され、ドナーも書類送検される事件が起きた。生涯１８００例もの腎移植手術を手がけたことで知られる著名な外科医、万波誠医師がこの患者の診察を行っていたことから、事件は波紋を広げた（警察の捜査で万波医師は無関係とされた）。

逮捕された患者の手術を、実際に執刀したのは若手の外科医。ネットには彼が記者会見をしている映像があって、自分は事件に関与していないと熱弁をふるっていた。その医師こそ、検索した名前の主だった。

「ええっ!?　このドクターがうちの病院に来るのって、最初は正直、ドン引きで」

益満さんはクスクス笑いながら当時を振り返った。

鹿児島市内に暮らす主婦、岡山洋子さんは打ちひしがれていた。

2015年、男手ひとつで育ててくれた父（青山次男さん・当時79歳）が倒れ、入院した。末期腎不全と十二指腸潰瘍穿孔《かいようせんこう》との診断で、近いうちに透析が必要になるといわれた。「透析＝人生の終わり」とショックを受けた。父は透析の導入に備えて前腕にシャントを造る手術をしたが、抜糸が早すぎて、リンパ漏などのトラブルが続く。畑仕事に精を出していた明るい父は、表情が消えて言葉も出なくなり、寝たきりになった。介護認定では要介護5の判定が下った。

本当に透析をしないといけないのか、必死でネットを調べるうち、ある外科医の特集記事を見つけた。鹿児島で、腎不全の患者に色んな治療法を提案しているという。その医師の名前には覚えがあった。数年前、義理の両親が大腸がんの手術でお世話になった外科医だった。手術時間がすごく短くて、傷口も小さく、回復も早い、鹿児島にもすごいドクターがいるものだと家族で感心したのだった。

2018年、洋子さんは父親を車椅子に乗せ、その医師がいる病院でセカンドオピニオン外来を受診した。医師は、腹膜透析PDを勧めてきた。前の病院では、「十二指腸潰瘍穿孔の既往歴があるからできない」と言われた療法だ。そのことを伝えると、医師はニコニコ笑って、「大丈夫ですよ、腸閉塞の既往歴もないから」と自信満々に言う。

病院の待合室には3人の患者さんがいた。島から自分で歩いてきたお年寄り、現役のタクシー運転手さん。皆、腹膜透析をしているというのによくしゃべって明るい。透析=人生の終わりではないかもしれない――。洋子さんは患者さんたちの姿に接して、この医師についていこうと決心した。

1ヵ月後、父は見違えるほど元気になって退院した。自宅で腹膜透析を行いながら杖なしで歩き、買い物にも出かける。趣味の籠作りに興じ、孫の世話をするまでに。要介護度は、5から1に変更となり、介護保険は返納。医療保険による訪問看護に切り換えた。

「普通の生活が戻ったんです。本当に寝たきりだったんですよ。それが透析をしているなんて思えないほど元気になって。夜間、自分が透析をしていることを忘れるほど、むくみや痛みもなくて。昔みたいによく笑って、旅行にも行けて。もう、出会った先生でこんなにも人生が変わるのかって。最初の病院で、あのまま（血液）透析をしていたら、父はたぶん病院で衰弱して亡くなっていたんじゃないかと思うんです」

洋子さん親子にとって療法の選択は、人生の選択でもあった。

その医師の名前は、松本秀一朗。

いつでもどこでもサンダル履きにウエストポーチというラフなスタイルだ。

東京生まれの東京育ち、父は大学病院教授で、国際的にも活躍した医師だった。

松本医師は都内の高校を卒業後、臓器移植で知られる北海道大学医学部第一外科を経て、単身アメリカへ。ミネソタ大学移植外科で臨床と研究に従事し、移植免疫の研究でアメリカ移植学会の賞も受けた。帰国後は宇和島徳洲会病院で万波医師に師事、3年で200例の腎移植を手がける（その間、前述した臓器売買事件に巻き込まれた）。大学の医局に残らなかったのは、自分の生き方にあわないと思ったからだ。

2012年、鹿児島徳洲会病院の経営を立て直すようグループ本部から頼まれ、鹿児島に赴任した。色んな町で働きたいと思っていたので、長逗留するとは思わなかった。この新任医師をサポートするよう師長から命じられた看護師が、前出の益満さん。病院を辞めるのはひとまず先送りにし、渋々と泌尿器科に移った。

益満さんの目に映る松本医師は、これまで見たどんな医師とも違った。松本医師は赴任するや、いきなり「腎不全外科」を立ち上げた。腎移植、血液透析、腹膜透析がいっせいに始まり、患者も増えていく。わずか5年で院内の手術件数は約3倍の453件、腎移植は6件、腹膜透析は100件を超えた。

院内では研修会が次々に開かれた。新しい薬を使ったり手術を行ったりするたび勉強会も開催される。カンファレンスでは医師や看護師のみならず、医療機器メーカーの社員や訪問看護師らまで20人近くが集まり、侃々諤々《かんかんがくがく》の議論。「論文の読み合わせ会」も頻回で、最新の知見を詰め込まれる。益満さんは看護師を辞めるどころではなくなった。

「松本先生はとにかく教育に時間を割くんです。正直、それまで論文だなんて読んだことありませんでした。もう勉強に次ぐ勉強で、ついていくだけで精一杯。患者さんも手術もどんどん増えて。それでも先生は、『もっと勉強しなさい、認定看護師の資格を取りなさい』って。それはさすがに無理ですって断ったんですが……」

松本医師はこう振り返る。

「益満さんは、患者さんからの信頼がものすごく篤い。それに色々と仕事を振ると結構サクサクこなしちゃうんです。認定試験も、私には無理です、とかゴチャゴチャ言ってましたが、試験を受けたらすぐ合格するし」

それから5年後、徳洲会グループ本部で徳田家を巡って内紛が勃発。その余波を受けて、松本医師も院内の人事抗争に巻き込まれかけた。そこで県内の別の病院に移ることにした。同じ病院に所属し続けることに意味はないと思ったという。

松本医師の退職が公になると、病院には患者から問い合わせの電話が殺到し、電話回線がパンクしたのは有名な話。

益満さんは、患者たちから懇願された。

「益満さん、松本先生についていってあげて。先生は腕はいいけど、ほかのことは不器用だから、益満さんがいないとダメだよ」

患者は診察室での限られた時間に、色々と観察していたようだ。

益満さん自身、松本医師がいなくなれば、せっかく取った認定資格も意味がなくなるし、次の日から何をしていいかも分からない。松本医師が来てからというもの、外来、手術、病棟、帰宅支援、在宅と幅広い医療に携わるようになり、患者の人生を支える喜びに遣り甲斐を見出した。看護師を辞めたいという気持ちはとうに消えた。3人の子どもも、家に残るのは中学生1人だけだ。

長年勤めた徳洲会病院を辞め、松本医師と行動をともにすることに決めると、多くの患者が2人についてきた（現在は始良《あいら》市の川原腎・泌尿器科クリニック勤務、週に1度、鹿児島市内のまつもとクリニック勤務のダブルワーク）。

「鹿児島モデル」

松本医師は当初、ことさら腹膜透析PDに注目していたわけではなかった。

むしろ新天地の鹿児島で、腎不全の治療に「腎移植、血液透析、腹膜透析」という3つの療法を「バランスよく使おう」と考えていた。ところがすぐ、ある傾向に気づく。

「患者さんのニーズにあった療法を選ぶうち、自然と腹膜透析PDが増えていったんです。鹿児島も高齢化が進んでいますから、合併症や透析困難症、認知症、社会的入院とか問題が山積で、終末期の方も多い。元気な人なら血液透析でいいんですが、高齢者の身体に血液透析はきつい。

認知機能を低下させることも明らかになっていますし」

2009年、アメリカの医療専門誌『*The NEW ENGLAND JOURNAL of MEDICINE*』に、あるデータが掲載された。血液透析を導入した高齢者で、1年後に導入前と同じ日常生活動作（ADL）を維持できた患者はわずか13％。1年以内に半数が死亡していた。透析医療の質が高い日本でも、2007年の調査だが、80歳以上の1年死亡率は3割を超え、高齢者の予後が悪い傾向は同様である。

松本医師が鹿児島の地を踏んだとき、医療圏内にPDを手がけることのできる在宅施設は一軒もなかった。地域に受け皿のない「PD不毛の地」だった。松本医師はまず院内で看護師教育を行いながら、病院の外にもネットワークを広げていった。老人保健施設や訪問看護ステーションに押し掛けて、腎不全患者に関する研修会を繰り返し開き、手技の指導を重ねた。

今では鹿児島県内の訪問看護ステーション60ヵ所、老人保健施設59ヵ所で、PDの患者に対応できる。2017年からの3年間の統計では、入院血液透析患者34例のうち、PDに変更した22例（65％）を退院させることができた。現在、松本医師が担当するPD患者は110人を数える。

「ずいぶん前に、福島のかしま病院で中野先生というドクターが『PDラスト』の論文を書かれています。いつか使ってみたいと考えていました。PDラストは、教科書にも書かれていることですしね。鹿児島でやってみて、本当にその通りだったわけです」

松本医師の率いる在宅PDが順調に広まった背景には、医療IoTツール（医療専門の情報通信システム）が進歩し、患者を支える多職種の連携が一気に進んだことがある。

患者ごとにページを作成し、そこに担当者が医療情報をアップ、関係者が必要に応じて情報にアクセスできる仕組みはすでに全国各地で利用が進んでいるが、この仕組みがPD患者のケアに有効に使えた。訪問看護の際、たとえば透析の排液の濁りなどちょっとした異変があれば、IoTツールやSNSも使って、即時に医師と画像を共有できる。

夜間に小型の腹膜灌流装置を使って行うAPDでは、2018年、治療経過をリアルタイムで医療クラウドに送る仕組みをメーカーが開発した。透析に問題が起きれば、その情報にアクセスできる松本医師と益満ナースがスマホで撮影し（スクリーンショット）、在宅医や訪問看護師らとすぐに共有、迅速に対応を検討する。医師が県外に出張していても、最新の情報は常に共有され、管理の質が落ちることはない。

腹膜灌流装置を使わないCAPDの患者の場合は、これまで訪問看護師が患者の自宅で入手した医療情報を、情報サービスに直に入力する方法をとってきた。それも最近、CAPDの領域でスマホのアプリを利用した遠隔管理システムの導入が始まっていて、数年先の景色は一変するかもしれないという。

こうして、透析業界で「鹿児島モデル」と呼ばれる医療体制が構築されていった。

2024年2月、私は鹿児島を訪れた。3日間、松本医師と益満ナースに同行し、噂に聞いた

「鹿児島モデル」の現場を取材するためだ。最初は、半信半疑だった。

初日の朝、クリニックで外来患者を診たあと、夕方までに広範な鹿児島県南部全域の十数人の患者を診てまわると聞いて、その数に驚く。平素から患者の透析情報、在宅医や訪問看護師が行う血液検査などの結果が手元に届いており、「予習」ができている。だから家に着く前にだいたい様子が分かり、余計な時間はかからないという。

ある70代の女性は、車椅子でふたりの到着を待ち構えていた。糖尿病性腎症から血液透析を導入して20年。下肢は切断し、2年前には低血圧や難治性腹水になり、入院先では看取りが近いと思われていた。松本医師によれば「病の塊のようだった」。それが去年、腹膜透析ＰＤに変更して腕のシャントを結紮《けっさつ》（血管を縛って血行を止めること）すると、前出の青山さんのように、自宅でほぼ自立した生活を送ることができるようになった。

女性は松本医師の診察を受けながら、自分の家族の愚痴やら訪問看護師の噂話やら、次々に喋りまくる。とても「看取りが近い」状態にあったとは信じられない。

——今、身体はお辛くないんですか、と尋ねると、

「うん、早く死にたいけどねぇ、孫が大学に入るまでは見届けないと」

そう言ってケラケラ高笑いした。進学校に通う自慢のお孫さんは今、高校2年という。週に何度かビールも飲むそうで、益満さんから水分摂取の細かな助言を受けていた。

この日訪ねた患者さんは、40代から90代。山奥で、独居で、訪問看護の助けを借りながら腹膜透析を行っていた。現場が自宅ということもあってか、多くが透析患者とは思えないほど健やか

に見える。私はネガティブな面も取材せねばと、すべての患者さんに「家で透析をするのは大変でしょう」と振ってみたが、そのたびに「はぁ?」とキョトンとされるばかり。無意識のうちに埋め込まれた「自宅での腹膜透析は大変」という偏見を拭うのに時間がかかった。

シャントの血管トラブルで透析困難症だった人、血液透析中に認知症が進んで妻に怒鳴り散らしていた人、〝永遠の入院透析〟で生を閉じようとしていた人。PDに変更して自宅や施設に戻り、穏やかな生活を取り戻せたケースをここに挙げればきりがない。

往診中も、2人の携帯電話には患者や訪問看護師から連絡が入る。松本医師に、面倒じゃないのですかと尋ねると、軽くいなされた。

「外科時代は24時間電話が鳴りっぱなしでしたから、こんなのまだマシですよ。連絡があるということは信頼されているということ。宇和島時代の患者さんからもいまだに相談の電話が入ります。それはうれしいことです、僕の遣り甲斐になります」

ある介護老人施設に到着したときのことだ。男性が廊下まで聞こえるほど声を荒げていた。施設の職員の対応に文句を言っている。松本医師が「あれ、○○さんの声だね、どうしたかな」と首を傾げた。事前に確認したデータで透析は順調に行われていて、体調に問題はなさそうだった。私は「大丈夫かな」と不安に思いながら2人についていった。

益満さんがそっとベッド脇に腰を落とし、患者さんと同じ目線になって声をかけた。

「○○さん、益満です、どうしたの?」

男性が「あぁ、益満さん」と急に静かになった。少し会話を交わすと、さっきとは別人のように、自分が不満に思っていることを理路整然と説明し始めた。

施設の若いスタッフが、そばでオロオロしている。益満さんは男性の言い分を「うん、うん」としっかり聞きながら、スタッフを批判する形にもならないよう、互いに譲り合えるところを提案した。その口調が、とても自然で優しい。患者さんとスタッフに笑みが浮かぶ、そこに松本医師がスッと出て診察を始める、わずか数分の出来事だった。

益満さんは不思議な人だ。うまく表現できないが、居るだけで場の空気がなごむ。病院のナース時代も、患者のトラブルが起きると、いつも「あなたが行って」と別の病棟にまで送られていたらしい。いったい、どんな「魔法」を使っているのか、移動の車中で尋ねてみた。

「別に特別なことなんてしてませんん、私は人見知りだし。ただ患者さんの気持ちになって考えるんです。あぁ、この部屋は暗いな、気持ちが滅入るな、と思ったらカーテンを開けてみたり、そんな当たり前のことをしているうちに患者さんも落ち着いてきて」

この日、別の施設で、看護師が間違った処置をしていることがあった。益満さんは、それを注意しなかった。「私もお手伝いしますね」と声をかけて、自然に正しい方法でやっている姿を見せて気づいてもらうよう仕向けていた。

益満さんは、自分たちがめざす医療の説明をするとき、「ナッジ（nudge）」という言葉を使う。そっと背中を押す、という意味で、医療者が患者に選択の自由を確保しながら、より良い医療に導く姿勢のことだ。患者にも同業者にも、そっと手を添えて導く。

医療の現場はやはりチームワークで、カリスマ医師ひとりいればいいというものではない。益満ナースの存在は大きいですね、と松本医師に投げかけると、

「PDの現場は自宅ですから、ドクターよりナースが主役なんです。どんな山奥でも、施設や訪問看護のナースたちが頑張ってくれるから実現できることです」

そう笑いながら、ちゃんとこうも付け加えた。

「僕自身も患者さんの透析メニューは、腎移植後の患者さん並みのきめ細かなフォローをしています。微妙な匙加減、駆け引きをしながらね。医師はただ診るんじゃなくて、うまく診ないといけませんから。腹膜透析はシンプルですけどね、まだまだ奥が深いんですよ」

冒頭で紹介した岡山洋子さんの父、青山次男さんの最期は穏やかだった。

松本医師の下で、在宅で腹膜透析を続けて5年間、父は家で穏やかに過ごした。食事制限も緩やかで、益満ナースに相談しながら大好きなお酒も楽しんだ。最後の年には曾孫の誕生を見届け、その腕にしかと抱いた。

トラブルといえば、亡くなる前年に一度、低血圧で入院したことだ。松本医師は、前の病院が血液透析の導入に備えて造った前腕のシャントを再手術して閉じた。すると上腕動脈の血流量は毎分１４９０㎖から１５５㎖に減り、内頸動脈血流は倍増、血圧はすぐに安定した。シャントの過剰血流で脳虚血を起こしていた。

亡くなる１ヵ月ほど前から、父がウトウト眠る時間が増えた。洋子さんには、別れが近い予感

がした。それでも父は前日まで、よく食べた。ヤクルトの配達が来たら、玄関で挨拶もした。夜になって「お腹が痛い」というので、訪問看護を呼んで痛み止めのカロナールを飲ませた。痛みが引かないので腹膜透析を止めて、水やポカリスエットを少しずつ口に含ませた。だんだん呼吸が途切れ、「ありがとう、ありがとう」と繰り返した。88歳。いつ息が止まったのか、よく分からなかったという。

父が亡くなったのは午前3時過ぎ。松本医師と益満ナースは県外に出張中だったが、飛行機の便を早めて昼前には駆けつけるという。その間、訪問看護の助けを借りて旅立ちの支度を整えた。父のベッドの周りには、親族や知人が集まってくる。松本医師らが到着してから、父を囲んで写真を撮った。

益満さんは、前述した「ナッジ」の手法で、自分たちが患者さんに提供してきた医療行為が本当に適切であったかどうか、その「答え合わせ」ができるのが臨終の場だという。青山さんの穏やかな死に顔を囲む、洋子さんはじめ3世代の家族、そして松本医師と益満ナース。看取りの場というのに、写真に納まる皆が笑顔だった。

2024年6月、横浜で開かれた日本透析医学会。松本秀一朗医師が座長を務めるセッション「高齢透析患者の終末期管理」の会場はメイン会場からやや遠く、午前8時開始という時間にもかかわらず壁際は三方、立ち見で埋まり、会場外の廊下のモニターにまで人垣ができた。

会場の尋常ならざる熱気に、出席者たちもやや高潮した面もちである。演者のひとりで弁護士資格を持つ竹口文博医師（東京医科大学病院・腎臓内科）は講演の冒頭、感慨深そうにこう言った。

「私が医者になったころの透析医学会といえば、新薬のデモンストレーションの場という感覚でしたが、今、こんなテーマをこれだけ多くの人が熱心に話し合うなんて、隔世の感があります」

会場では、時間ぎりぎりまで活発な質疑応答が続いた。

維持透析の修羅場

ここ数年、鹿児島には国内のみならず海外からも透析関係の見学者がやって来る。「鹿児島モデル」を学ぶためだ。表で対応するのは松本医師や益満ナースだが、日々の現場を支えるのは訪問看護ステーションや老人ホームの看護師たちである。

その中核をなすのが、あおぞらケアグループ。居宅介護支援事業所や訪問看護・ヘルパーステーション、有料老人ホームなど33施設を運営する。設立の理念は「どんな利用者も絶対に断らない」。医療依存度の高い人も、障害を持つ人も、どんな人でも受け入れるという、にわかには信じがたい理念を本当に実践してきた。

6年前、グループの中で腹膜透析PDに対応できる看護師は1人もいなかった。それが今やグループに所属する看護師60人（在宅部門35人、施設部門25人）、全員が担当できるようになり、4病院から常時60人の在宅腹膜透析患者を受け入れている。最新の医療通信端末を全スタッフに支給し、患者のトラブルには迅速に対応する体制を整えている。２０１９年に４８００万円だった腹膜透析の訪問看護診療報酬は、2023年、4億5000万円に達した。

グループの体制づくりを現場で主導するのが、専務の小松利香さんだ。小柄ながらエネルギーが全身から溢れ出すような、バイタリティの塊である。こんな熱心に腹膜透析に取り組む理由を尋ねると、意外なことにご自身の経験から語り始めた。

小松さんは18年間、病院で看護師として働いていて、最後の2年は母親の介護と重なった。母は終末期、小松さんの勤める病院に入院。肝臓の疾患を患い、腹水が溜まって苦しんだ。抜いても抜いても水が溜まり、治療を繰り返しても苦しいばかり。そのころ、腹膜透析PDで水が抜けることは知らなかった。

どうせ苦しむのなら家に連れて帰ろうと思ったとき、顔なじみの医師と師長から言われた。

「家に帰ったら死にますよ」

親切心から言ってくれたことかもしれないが、小松さんには虚しく響いた。

「こんなに長く看護師をしてきたのに、大事な母を家で看ることができないなんて、自分は何のために医療の現場にいたのかと情けなくなって。自分が経験して初めて、病院で亡くなる人のこと、家族の気持ちが理解できました。自分もそれまでは『家に帰ったら死にますよ』くらいのことは心の中で思っていたので。それで、病院に勤めるのはやめて、在宅で働こうと。在宅で過ごす人たちを支えたいと思ったんです」

電話帳の「あ行」から調べると、最初にあおぞらケアグループの名前があった。「どんな人も断らない」という理念に心から賛同し、ここに勤めようと即決した。

全国から「鹿児島モデル」を見学に来る人たちは、「よく施設で腹膜透析なんかできますね」と驚く。しかし腹膜透析は、そもそも患者や家族が家で行うシンプルな手技だ。「できない」のではなく、施設の側が「やろうとしないだけ」「手間をかけようとしないだけ」だと、つくづく思う。

話がひと段落したところで、小松さんが「取材に来られると聞いて、これだけは聴いてほしいと思って」と言って身を乗り出してきた。高齢者の施設と透析病院との関係についてである。

グループの施設には血液透析の患者が、腹膜透析ＰＤと同じくらいいる。

コロナ禍、血液透析の患者は苦しんだ。透析室でコロナ感染が広がると、送迎の車を出してもらえなくなった。病院に通えないと命にかかわる。施設のスタッフが夜明け前から外出の準備を行い、防護服を着て、患者さんたちの送迎にあたった。するとと今度は透析室のスタッフの間に感染が広がり、受け入れを縮小すると一方的に宣告された。利用者の透析を、週に1回にするというのである。高齢者施設は最初に切り捨てられるのだと思った。

「あのときだけは、私、ドクターと喧嘩しました。それならＰＤにしてくださいって。コロナ禍なので手術もできないし、そうはいきませんでしたが……。週に1回しか透析をまわせなくなって、もう利用者さんが日に日に弱っていく。水分なんて絶対に飲ませられない、死にますから。飲まず食わずで、頑張ってって励まして。これって何？　透析のために飲まず食わずって、どういうこと？　って」

衰弱が進んだ利用者は多かった。一方で、腹膜透析PDの患者は在宅（施設）がベースなので移動の必要がなく、コロナの感染率も低かった。

コロナ禍以後も、病院の対応には疑問を感じることが続いているという。

「月に何度も、頻繁にシャントが閉塞する利用者さんがいるんです。明らかに透析困難症で、腹膜透析に変更すればいいのに、病院側は絶対に変えようとしない。閉塞するたびに入院させて、手術を繰り返す。シャントの手術って、保険点数が高いそうです。もっと酷いのは、脳出血を起こした利用者さん。これは回復期リハビリ（急性期から病状が安定して、在宅に戻るためのリハビリを行う入院）の点数も取れるから、医療法人のグループの中でグルグル回して、めいっぱい入院させる。その間、うちのベッドはずっと空くことになるんです」

第8章でも取り上げた〝永遠の入院透析〟のひとつの現実だろう。あおぞらケアグループでは、不必要と思われる入院を長引かせる病院に対して、施設のベッドを空けて待つ期間を限定する措置を取った。それでも帰る先のない利用者のことを考えると、それ以上の厳しい対応はできないでいる。小松さんの話は終わらない。

「私たちが、この利用者さんはもう腹膜透析に変更したらどうかと病院に電話で相談するでしょう。そうすると、次の透析の日の朝に、送迎車に師長さん自ら、乗り込んでくるの。師長が患者さんを迎えにくるんです。血液透析で経営がもっている病院というのは、絶対に患者さんを手放しません」

血液透析から腹膜透析PDへ移行するタイミングを逃して、最後は施設のベッドの上で苦しみ抜いて亡くなっていた壮年の女性がいた。この人も、師長が送迎車に乗り込んできたケースだったという。彼女の終末期、小松さんたちはベッドでシャンプーをしたり、呼吸がしやすいようベッドの角度を変えたり、酸素を入れたり、手をさすったりすることしかできず、自分たちの無力を感じたという。

もし腹膜透析に変えていたら、もっともっと生きられたはず、あんなに苦しまないで済んだはず——。医療者の側だけが情報を握り、患者には選択肢が与えられていないという小松さんの憤りは、ここだけの話ではないのかもしれない。

母の記憶

私が小松さんに話を聞いている間、看護師の益満さんも同席し、黙って耳を傾けていた。小松さんとは平素から仕事で頻繁にやりとりをしているが、彼女の亡き母への思いを詳しく聞いたのは初めてだったそうだ。この日は私自身も、往診に同行した患者さんのお宅で、透析患者だった夫のことを話す機会があった。

その日の夜、往診を終えたあと、今度は益満さんが静かに自身の経験を語りだした。

益満さんの母親は、動脈などの血管に炎症が生じる、10万人に1人といわれる難病を患っていた。益満さんが小学生のときは東京の病院に入院をしたりで、ほとんど家にいなかった。父は会社の経営に忙しく、2人の妹たちは小さい。長女の益満さんが毎日、お金を握りしめて買い物に出かけ、その日の献立を考え、家族の食事を用意した。

母の体調が一時回復して、家で一緒に過ごせた時もある。母は料理が大好きで、父のために食卓に何皿も並べた。それが本当においしかった。ママさんバレーの選手として活躍したこともあった。宝物のようなひと時だ。中学生のころから看護師になりたいと思ったのは、やはり病に苦しむ母の姿を見ていたからだろうと思う。

母の最期は、自分が勤めていた徳洲会病院で看取った。入院は2ヵ月に及んだ。腹水が溜まってお腹がパンパンになり、最後は血液透析をせねばならなくなった。血管がもろくてシャントが造れず、首の静脈に長期留置カテーテルを作って透析をまわすも十分な除水ができず、体中から体液が沁みだしてくる。苦しみながら、痛みに耐えながら、透析をまわし続けた。透析をしなければ、母は死んでしまう、他に選択肢はないと思った。幸せな時間を過ごした自宅には、とうとう連れて帰れなかった。

「今でも、母の苦しい最期の姿っていうのは、よく思い出せないんです。頭に浮かぶのは、元気だった時の顔ばかりで。それから腹膜透析のことを知って、あぁ、あの時、母にやってあげていたら、腹水も、透析も、あんなに苦しまずに済んだのにって……。看護師の私がそばについていたのに、苦しんで逝かせてしまったという後悔は消えません。だから腹膜透析のことは今でも、父や妹たちには言えていないんです」

母が苦しみながら息を引きとった病院も、病室も、目にするだけで辛かった。もう看護師は辞めようと思った。それでもなかなか踏み切れずにいたのには理由がある。

「生前、私が母に、『自分が心から好きな看護の仕事ができて、それで生活ができるなんて、こんな嬉しいことはない』って言ったら、本当に喜んでくれて。母は私に、看護師の仕事を辞めないでねって、それが遺言のようになってしまった。だから、病院を辞める決心がつかなくて。悩んでいるときに松本先生が鹿児島に赴任してこられた。

母には大事なことを教えてもらいました。だから今の私があります。ひとりでも多くの患者さんを支えたい、安らかに最期を迎えてほしい、母にできなかったことをして差し上げたいと思って、毎日、やっています」

益満さんはそう言って、慈愛に満ちた星の瞳で私を見つめた。

納得して看取る

薩摩地方と大隅地方をつなぐ鹿児島県の中央部、霧島山系にある横川町（旧姶良郡）。幹線道路から1本入ると、細い一本道は山の懐深く分け入っていく。本当にこの先に集落があるのか不安になるほどだが、しばらくすると視界が開け、数軒の家々が現れた。

立山家は、夫婦と、成人した娘3人の5人家族だ。3人の子の母である立山かすみさんの後半生は、透析との戦いの日々だった。

1977年、第三子を身ごもったとき、耐糖能異常（糖代謝の異常）を患う。病は徐々に進行し、2003年に血液透析を導入。以来20年間、週に3回の透析を続けた。最初の10年は病院まで片道40分の道のりを、雨が降っても雪が降っても自分で運転した。後半10年は、病院の車で近くの無人駅まで送迎してもらった。

その透析も、徐々に合併症が相次ぐようになる。下肢閉塞性動脈硬化症、後骨間神経麻痺、一過性脳虚血発作、右内頸動脈狭窄症——。文字にすれば壮絶な病歴だが、立山さんを知る人たちからは、なぜか明るい話ばかりが溢れてくる。

元美容師で、料理が大好き。ＥＸＩＬＥの大ファンで、娘たちとコンサートではしゃぐ陽気な母。いつも自分のことは後回しで他人のことばかり考える人。自慢の漬物をつくると透析室に持参してスタッフや患者たちと分け合い、みんなで遠足のようなお出かけもする。

透析室には、穿刺のたびに失敗して、患者から敬遠されていたスタッフがいた。立山さんだけがいつも、彼女にすすんで自分の右腕のシャントを差し出した。

「あなたたちのお陰で私たちは透析ができている。だから、私の腕で練習して」

辛い治療を乗り越えるため、みんなで支え合おうという空気が透析室に生まれた。その中心にいつも立山さんの姿があった。

透析がだんだんまわせなくなってきたのは、２０２1年ころ。透析中に血圧が下がったまま戻らない。難治性の腹水でお腹がパンパンに膨れ、食事も食べられない。普通なら、看取りのための入院を促されるような状態になった。ところが、この病院には2年前まで松本医師と益満ナースが在籍して腹膜透析ＰＤに取り組んでいた。透析室の医師は、終末期におけるＰＤの有用性をよく知っていた。

医師から「腹膜透析に変更してはどうか」と勧められ、立山さん一家は迷った。今、こんなに苦しんでいるのに、さらにお腹に手術をするなんてきつすぎる。腹膜透析というイメージも良くなかった。当の立山さん本人が、みんなと一緒に過ごした透析室から離れたくないと訴えた。

透析困難症、コロナ禍、終末期――。これ以上ない過酷な状態だった。入院すれば見舞いは制限され、会うこともままならない。別の医師から「余命2ヵ月」と宣告され、とうとう家族は覚悟を決めた。母はこれまで家族のために尽くしてきた。今度は自分たちが力をあわせて母を家で看取りたい。気はすすまなかったが、家に戻るためには腹膜透析以外に選択肢はなかった。

最後の血液透析の日、娘たちは母を病院まで迎えに行った。母が大好きな調理パンを用意して、霧島の名所・龍門滝という、豪快な大滝を見上げる川沿いの公園に連れていった。ベンチに座った母は、透析で疲れ切った顔に精一杯の笑みを浮かべたが、パンはもうほんの少ししか食べられなかった。

２０２２年11月、立山さんは下腹部に腹膜透析用のカテーテル留置手術を受けた。そして松本医師の病院に入院している間に、家族と腹膜透析ＰＤを自宅で行うための練習を重ねた。

ＰＤは腹水に効果てきめんで、膨満感が一気に改善して食欲が出てきた。しかし、血圧だけが上がらない。松本医師がシャントの過剰血流による心負荷や脳虚血を疑ってエコーで流量を測定すると、毎分の血流が２５１１㎖もあった。

20年も血液透析を続けてきた患者が、命綱と思って大事にしてきたシャントを縛ってしまうのは医療者としても勇気がいる。だが退院の日、思い切ってシャントを結紮した。すると前腕の血流は182㎖まで下がり、脳血流は281㎖から591㎖と2倍に上昇、80だった血圧が120台に安定した。立山さんは自分の足で歩いて退院することができた。

松本医師は、終末期の患者や家族には、できるだけ誠実に見通しを伝えることにしている。腎臓も肝臓も悪い人は、予後が悪い。立山家には「少し良くはなったが、それでも1年以内かもしれない」と告げた。

年末年始、家族に日常の風景がもどった。娘たちは母と一緒にクリスマスケーキを作り、正月には餅をついた。母は台所に立って、お赤飯、豚汁、だんご汁と、得意料理をせっせと作った。腹膜透析は夜に1回だけのAPDを導入し、問題なく続けることができた。いつの間にか、「余命2ヵ月」は超えた。勇気を出して腹膜透析に変えて良かったと思えた。

実は2018年ころ、立山さんは一度、透析室で松本医師から「そろそろ腹膜透析を検討してみては」と打診されたことがあった。そのときはまだ、血液透析を辛いながらもまわせていたので断ったが、あとから考えれば、もう少し早く療法を変更していれば予後も違ったのではないかと思ったという。

3月、一家は思い切って家族で旅行をすることにした。「金沢に行きたい」という母のかねての希望を叶えるためで、コロナ禍で一度、見送っていた念願の計画だ。下肢の血流が悪く、少しずつ足先の壊疽が進み、痛みも出ていた。これが最後の旅行になることは覚悟のうえだが、立山さんの夫は心配で、妻につい、「本当に行くの?」と尋ねてしまった。すると妻は「行くのよ！」ときっぱり。妻がそんな口調で自己主張をしたのは、長い夫婦生活でこの時が最初で最後だ。

旅程は4泊5日、立山さんの移動は車椅子。腹膜透析は夜1回のAPDから、1日3〜4回のCAPDに切り替え、一袋1・5ℓの透析液のバッグを抱えて出発した。翌日以降の透析液は、透析メーカーが宿泊先のホテルに届けてくれた。旅の途中で、ホテルや民間の救護室を借りながら透析を続けた。

鞄の中には、お守りがわりの松本医師の携帯電話の番号と、いざという時のために医療情報を記した紹介状。益満ナースからは、母の様子をうかがうラインがたびたび入る、それが何よりも頼もしかった。益満ナースは、立山さん一家が旅行先からは相談をしにくいだろうと、自分から頻繁に連絡を入れ続けたという。

美味しいものを沢山食べた。美しい兼六園の景色も堪能した。思い出の写真も沢山撮った。「金沢に行きたい」という母の最後の夢を、家族全員で叶えた。

帰宅してから亡くなるまでの3ヵ月、立山さんは下肢切断の手術を余儀なくされたが、腹膜透析と酸素療法を続けながら家での暮らしを続けることができた。

車椅子で、食材を買いに近所のスーパーに出かけた。墓参りにも行った。台所に立てなくなると、ベッドの上にまな板を置いてキュウリを刻み、「冷や汁」の作り方を娘に教えた。夫と、新しいラッキョウも漬けた。美容師時代の友人が来て、散髪してくれた。20年間、血液透析を支えてくれた病院の小﨑健一朗技士も会いに来てくれた。リビングに置いた母のベッドの上には愛犬が寄り添った。そのベッドを家族がぐるり囲んで寝たものの、姉妹でよく口喧嘩もした。そんないさかいも、ともに家で過ごせたからこその日常だ。

最後に自宅の庭に出たのは6月20日、息をひきとる2週間前。ときどき幻覚を見るようになり、言葉を発することも難しくなっていた。

その日は、梅雨の合間に青空が広がった。庭のアジサイは今が盛りと咲き誇る。新緑から勢いを増した緑が生い茂り、霧島の山間に爽やかな風が吹き抜ける。

夫が、リクライニングの付いた車椅子に妻を乗せて庭に出た。訪問看護師が点滴を持って寄り添い、長女が母に日傘を差しかける。愛犬を抱えた次女が、小さな携帯用の酸素ボンベを運ぶ。そんな家族全員の大移動を、三女が笑いながらスマホで撮影する。

「おーい、外だよ」

「スイカ畑が見えるよ。もう、こんな大きさの実がなっているよ」

かわるがわる呼びかけると、立山さんがウンウンとかすかに頷く。

夫婦が大切に育ててきたプラム、柿、栗、ブルーベリー、みかんの木は、この秋もきっとたくさんの実をならせるだろう。柑橘畑の遠く向こうには、豊かな山並みが広がっている。

「今日は風が抜けて気持ちいいねぇ」

「母さん、気持ちが良かろう?」

二度と戻らぬひと時に、霧島の初夏の日差しは優しかった。

松本医師と益満ナース、そして訪問看護師に地元の在宅診療医。医療者たちが連携を取りあって立山家の最後の日々を支えた。

下肢の痛みが強まってからは、経口で服用してきた痛み止めのカロナールに加えて、フェントステープ（経皮吸収型の持続性疼痛治療剤）を貼って処置した。全般の処方は松本医師が、日々の薬は在宅医が素早く対応してくれた。山深い一軒家だが、薬が遅れたり、切れたりすることは一度もなかった。

腹膜透析は、亡くなる2日前までずっと1ℓ前後の水分を引くことができた。亡くなる前日も579㎖を除水。尿毒症に苦しむこともなかった。

7月6日、21時。母の呼吸が荒くなった。その時が来たことを、みなが悟った。3人の娘たちが、ひとりひとり母に感謝の気持ちを伝えた。最後に、夫が妻の耳元に語りかけた。

「もう、いいよ、ありがとうね、よく頑張ってくれたね」

その言葉を待っていたかのように、妻は、す――っ、と、本当に、す――っ、と息を引きとった。

最後まで往診をしてくれた地元の診療医は、初めて腹膜透析の患者を診たという。臨終の場で、家族にこう礼を述べた。

「透析患者さんのこんな最期は初めて見ました。私も、とても勉強になりました」

亡き人は記憶の中に

立山さんの一周忌を迎えた2024年7月中旬、私は再び鹿児島を訪ねた。

梅雨末期の大雨になり、飛行機の着陸が危ぶまれるほどの荒天。霧島の山道を進むレンタカーのワイパーもまったく追い付かない。道沿いの竹藪が道をふさぐようにおじぎをして景色が変わり、幹線道路から立山家へと上る小道を間違えた。申し訳ないことに、雨の中を長女さんに車で私の現在地を探しにきてもらう羽目になった。

なんとか到着して縁側から和室に足を踏み入れると、静かな空間に生前の立山さんの優しい笑顔が待っていた。その笑顔を囲むように、たくさんのお供え物が並んでいる。私の到着にあわせてくださったのだろう、遺影の前には灯明があがっていた。

家族の皆さんは、ひと月前のある出来事を語ってくれた。雨上がりの6月の夜、家の近くに蛍が舞った。みんなで歩いて見に行くと、茂みの暗闇の中に10個ほどの淡い光が静かに明滅していた。幻想的な光景に、しばらく息をのんで佇んだ。

それから家に戻ろうとしたときのことだ。蛍が1匹、ついてきた。玄関先までずっと、ついてきた。

「ああ、これは母さんだ」

夫も、娘たちも、そう確信したという。

料理の上手な母だった。今どんなに工夫を凝らしても、あの味にはならないのです、と笑う娘たちの頬に涙が伝わる。長女は今も深夜にふと目が覚めたとき、母のいる「気配」を確かに感じることがあるという。

母が亡くなる2ヵ月前、介護ベッドの上にまな板を置いて、キュウリを刻む姿を撮影した。長女がスマホの録画を再生すると、トントントントン、とリズムのよい包丁の音が響いた。すると、私たちのそばで静かに寝ていた老犬が急に起き出して、切ない鳴き声をあげた。

そこにいた人が、もう、いない。どんなに願っても、二度と帰らない。母親の永遠の不在に、この家の誰もがまだ馴染めないでいた。

立山家を再訪した翌日、鹿児島県地方は梅雨が明けた。

前日の豪雨がうそのように、空は切ないほど高く晴れ上がり、フロントガラス越しの日差しが目に沁みるようだ。鹿児島空港への帰路、少し遠回りをした。立山さんが20年間、透析病院に通い続けたという道のりを同じように走ってみたかった。

車窓に絶え間なく流れる山並み、シラス台地の豊かな緑、そして娘たちが透析最後の帰り道に母を連れていったという龍門滝の名瀑。生きるために、立山さんはこの道を走り続けた。そして生まれ育った霧島の台地で、精一杯、自らの生を全うした。66年の人生を、短い、と言う人もいるだろう。早すぎる死、と思われるかもしれない。それでも、私は確信している。人生で真に大切なのは、どれだけ長く生きたかではなく、どう生きたかなのだと。

立山家にとっては、母のいない夏。ふと気づけば、私にも、夫のいない7年目の夏が巡って来ようとしていた。鹿児島を再訪する、少し前のことだ。林の書斎の片隅に、彼がよく持ち歩いたニコンの一眼レフが置かれているのに気づいた。ホコリを払い、メモリーカードを開いてみると、パソコンの画面いっぱいに私の笑顔が並んだ。最初の一枚は、いつの間に撮ったのだろう、寝顔だった。

彼の眼にはいつも私が映っていた。きっと、最期のその時まで。

喪失の悲しみが、懐かしさにとって代わるには時間が必要だ。ただ、悲しみが癒えるということと、記憶が薄れていくのとは少し違う気がする。そのときは永遠のお別れだと思ったけれど、独りでは抱えきれぬ苦しみを、ともに背負って生き抜いた日々は、いつかきっと残された人の人生に力を与えてくれる——。そんな実感が今ようやく、この手にある。

終末期に腹膜透析を選んだ透析患者たちの、いくつもの看取りの現場を知った。穏やかだったのは、亡き人たちだけではない。彼らを囲む家族や医療者も、どこか「納得」して死を見送っていた気がする。

日本の透析業界で、腹膜透析患者は2・9%。たとえ終末期になって腹膜透析の導入を希望したとしても、在宅医療を支える体制の整わぬ地域の方がまだまだ多い。私が目にした光景は、透析業界のほんの一部に過ぎないのだろう。

それでも、医療とはいったい誰のためのものなのか、という冒頭の問いを改めてこの胸に置いたとき、きっと変化は起き始めている、そう思えた。

献体――あとがき

２０１７年夏の夜明け、東京タワーを見下ろす病室で夫を見送ったあと、主治医との面談があった。狭い談話室で死亡時刻や死因の説明を受けたあと、

「献体をどうされますか」

そう聞かれて一瞬、戸惑った。血液透析は、先人の苦しみと医療者の不断の努力によって確立されてきた医療だ。夫が患った多発性嚢胞腎という病も、いまだ治療法がない。献体（病理解剖）をすれば、将来、誰かの命を救う一助になるかもしれない。意義は分かる。それでも、壮絶な病との戦いを終えたばかりの夫の身体に、これ以上メスを入れることには耐えられなかった。このまま静かに荼毘《だび》にふしたいと、お断りした。

葬儀を終えてから、感情に流されて献体をしなかったことを悔いる気持ちがどこかにあった。夫は連日、輸血を行い、限られた時間ではあったが命をつなぐことができた。せめて献血くらいしなくてはと、これまで素通りしていた献血ルームに出向き、採血をした。ところが、私の身体は極度の栄養失調と貧血で、「この足で病院に行ってください」と真剣に促される始末。結局、その後、足を運べていない。

夫が犬養毅の本を書き上げようと格闘した書斎で、この原稿を書いている。思い通りに成長しなかった間の悪いカシの木は、今では2階の屋根を越えるほど大きくなり、窓の外でのびのびと枝を揺らせている。一昨年は、ヤマバトのつがいがやってきて巣まで作った。

最愛の伴侶が衰弱し、苦しみながら息を引き取っていくさまを思い出し、それを記録と突き合わせながら言葉に置き換えていく作業は、覚悟していたとはいえ、癒えかけた傷口をこじ開け、痛みをこらえながら手を突っ込むような営みだった。

遅々として進まぬ原稿を前に、「取材者たれ」と繰り返した。

——透析患者の長期にわたる維持透析、移植期、そして終末期を取材することは、望んでも簡単にできることではない。まして透析クリニックの内情、大病院での看取りの過酷な現実を、患者に24時間ずっと付き添い、リアルタイムで観察して記録に綴り、カルテまで入手する取材など絶対にできない。患者や家族目線の発信が皆無の日本の透析業界で、この濃度の記録を世に出す仕事にはきっと意味がある——。

そう自分に鞭を入れながら、私はふと「献体」のことを思った。

彼の亡骸を、医学のために役立ててもらうことはできなかった。だが、この執筆という営みも、もしかしたら、かたちをかえた「献体」ではないか。そうであるならば、解剖医が鋭いメスで慎重に遺体を切り刻むように、情けないことも、惨めなさまも、愚かな選択も、抑えられなかった怒りもすべて誠実に書く、きれいごとにはしないという覚悟が定まった。だから第一部では、感情的なシーンや人格を疑われそうな言動も、恥を忍んで当時の記録そのままに綴ることにした。

私の夫は、難病を発症してから、人生の多くの時間を医療とかかわることで生かされた。しかし残念なことに、信頼できるドクターと呼べる存在には、一度も巡り合うことが叶わなかった。私自身、透析患者の死の現場に家族として身を置いたとき、そこには絶望しか感じなかった。

彼を見送ったあと、重い足をひきずって取材を始めた。終末期の透析患者とその家族の辛く厳しい話は、もう私たちの例だけでたくさんだ。今後の透析医療の役に立つ現場はないのか、小さくても希望はないかと探し歩くうち、思わぬ光を見た。

四半世紀も前から、終末期の透析患者に思いを馳せて働いてきた透析医、死にゆく透析患者のため「愛」をもって調査に取り組んだ腎臓内科医、故郷に自力で泌尿器科と緩和ケアを両立させた病院長、四面楚歌の中を、透析患者のために新たな体制を立ち上げた大学教授、終末期の透析患者が納得して人生を閉じられるよう、ゼロから地域医療を構築した医師、看護師、介護事業者たち――。

それぞれが様々な思いを胸に、医療や介護の現場で戦い続けていた。私は彼らとの出会いを通して、もう一度、この国の医療を信じてみたいという気持ちになっている。

日本そして国際腎臓学会の理事長で、各国の動向を熟知する南学正臣先生に解説をお願いした。突然の依頼にも拘らず、拙い原稿の訴えるところを深く汲み、快く解説を引き受けてくださった南学先生に心より感謝している。そして南学先生との遠い距離を繋いでくださった広島大学学長で医師でもある越智光夫先生にも深く御礼を申し上げたい。

本書の監修は、透析医学会指導医で腎臓学会指導医、かつ弁護士としても活躍される東京医科大学の竹口文博先生にお願いした。竹口先生の熱心なご助言のお陰で、私は本件に関する考察をより深めることができた。拙稿に瑕疵《かし》があるとすれば筆者たる私の未熟によるものであり、ご批判は真摯に受け止めたい。

編集者の西川浩史さんは6年に亘り、私に執拗に締め切りを迫った。それを何度も引き延ばし、別の作品に向かう私に、彼は去年の夏こう言い放った。

「僕がこの会社を退職するまで、そう時間は残されていません。僕は本を世に出すだけではなく、この本を育てる時間がほしい」

ベテラン編集者の決め台詞だとしても、この言葉を聞かなければ私は苦しい作業から逃げ続けていたかもしれない。

義父母の逝去も、重い腰を上げる動機となった。夫が9年間、透析から離れて仕事を全うできたのは、おふたりの深い愛情のお陰だ。逆縁の悲しみの淵にあった義父母に、息子の過酷な闘病の様子は耳に入れたくなかった。おふたりが遠く旅立たれた今ようやく、事実を詳細に綴るときが訪れたと思えた。

死者たちは、語る声を持たない。終末期の透析患者が、尊厳に満ちた生と死を享受することのできる医療の実現に向けて、私もこの本を大切に育てていきたいと思う。

2024年8月6日

堀川惠子

解説

南学正臣
日本腎臓学会理事長
国際腎臓学会理事長
東京大学腎臓・内分泌内科教授

慢性腎臓病は、日本人の5～8人に1人が罹患する国民病であり、進行すると腎不全に至る。世界的にみると、腎不全により維持透析あるいは腎移植を受けている患者さんは260万人と言われており、2040年には死因の第5位になると予想されている。

日本で腎不全により維持透析を受けている患者さんは34万人を超えている。血液透析は腎不全患者さんの血液中の老廃物と過剰な水分を取り除く治療で、1945年に「人工臓器の父」と言われるウィレム・コルフ（Willem Kolff）により、戦時中の兵士のクラッシュシンドロームによる急性腎不全を救命するための治療法として開発された。

1960年には、ベルディン・スクリブナー（Belding Scribner）が血管を損なわずに透析を繰り返し行うための「シャント」を開発し、血液透析は慢性腎不全患者の治療として持続的に行うことが出来るようになった。これは、それまで致死的だった慢性腎不全の患者さんが、社会復帰し活躍することを可能にした革命的な進歩であった。スクリブナーは2003年に82歳で亡くなられたが、私がシアトルのワシントン大学に留学した1990年代半ばでも医学生相手に講義をされていた。

これらの研究成果は、国際腎臓学会が設立60周年記念行事として行った「これまでの腎臓学の進歩に最も大きな影響を与えた研究（breakthrough nephrology）」の1つに選出されている。

日本の透析医療は非常に優れており、患者さんの予後も他国に比べ良好である。腎不全合併症の治療にも格段の進歩がある。腎性貧血は、腎臓で産生されるホルモンで赤血球を作るエリスロポエチンが不足して起こるものであり、昔は男性ホルモンと鉄を使用し輸血を組み合わせるしかなく、腎不全の患者さんは貧血とその治療による合併症に苦しんでいた。しかし、注射薬であるヒト遺伝子組み換えエリスロポエチンが使用可能になり、不足しているホルモンを外部から補充することによる腎性貧血の治療が可能になった。この薬はこれまで最も成功した生物学的製剤と言われ、腎不全患者さんの生活の質向上に革命的な改善をもたらした。更に最近では、２０１９年のノーベル医学生理学賞の発見を基に開発された、経口で使用できる腎性貧血の薬であるHIF-PH阻害薬が普及し、体内での患者さん本人のホルモン産生を促すことによる治療を可能としている。

スクリブナーの功績により慢性腎不全に対する維持血液透析が可能になっても、当時の米国では透析機器の台数も限られ、透析に必要な費用も高額であり、ごく一部の患者さんしか血液透析を受けることが出来なかった。この「限られた医療資源の配分」という問題は、COVID-19のパンデミックの時も問題になったが、スクリブナーは社会の合意に基づく公正な解決をめざして匿名の委員会を設立し、「透析を受けられる人」と「透析を受けられない人」を選別するという難しい役割を担わせた。この問題は、今日先進国では透析機器の普及と医療保険による体制整備で解決され、希望する患者さんは透析を受けられるようになっている。

一方、医療の現場には解決されていない問題も数多く残っている。それらの原因は、科学的なことのみならず、社会的な要因などが複雑に絡み合っているものも多い。本書は、堀川惠子氏がご自身の体験に基づき、世界トップレベルとされる日本の腎不全医療が抱える問題に鋭く切り込み、日本の医療の及んでいない点を指摘した素晴らしい作品である。記述は読みやすく、専門家として読ませて頂いてもとても勉強になった。

特に日本で立ち遅れているのが、本書で取り上げられた「腎不全患者さんの終末期医療」である。欧米や豪州では、患者さん自身の意志に基づき最も本人にとって良い人生を全うして頂くために、腎不全に伴う合併症と、身体的、心理・精神的、社会的苦痛を軽減、解除することを目的とした「保存的腎臓療法(conservative kidney management)」が普及している。アジアにおいても台湾はこの問題に先行して取り組み、2009年には台湾全民健康保険が、がん以外にも腎不全を含む病状に対する緩和ケアを給付対象に組み入れ、2016年には衛生福利部の監修で国立台湾大学医学院附属病院が「腎臓病患者の終末期における緩和ケアガイドライン」を出している。しかし、国際腎臓学会による調査〝global kidney health atlas〟の解析でも、日本ではまだ保存的腎臓療法が普及していないことが示されている。保存的腎臓療法は、単なる「透析を止めて治療行為を中止する」ものではなく、「透析をやらずに別の方法で患者さんの症状の緩和を目指す」別の治療行為であるが、そのことに関する誤解も未だに散見される。

また、本書は、患者さんに最適なケアを提供するためには、それぞれの専門家がきちんと時間をかけて診療できる体制が必要であることを指摘している。日本と韓国では国民当たりの医師数はほぼ同数であり、経済協力開発機構（ＯＥＣＤ）加盟国の平均を大きく下回っている。韓国では政府が急激に医師を増やそうとしており、教育体制が整えられないとして医師側が反発していることは、たびたび日本でも報道されている。逆に、日本では政府は医師過剰として医師数を抑制しようとしている。必要医師数は様々な要因に左右されるが、同じ東アジアの先進国で国民当たりの医師数が同じなのに、片方の国が深刻な医師不足と判断し、もう片方の国が医師過剰であると判断しているのは不思議である。日本では「医師の働き方改革」も実施され、今後更に医療提供体制に影響が出てくるものと思われる。日本の人口は減っているが、高齢者の数は増え続けており、「人口減＝医療需要減」とはならない。

さらに、本書は、日本で緩和ケアが保険診療としては、がんと重症心不全にしか認められておらず、患者さんに最適なケアを提供することが出来ない問題も指摘している。イギリスで、最初の近代ホスピスと言われるセント・クリストファー・ホスピス（St. Christopher's hospice）が設立された時も、その設立趣意書には「がんだけでなく他の慢性疾患でも」と対象が記されており、前述のように台湾でも腎不全は緩和ケアの給付対象となっている。がんの緩和ケアは、今ではがんが進行してから始めるものではなく、がんと診断された時からつらさを感じたらもう行った方が良いことになっている。残念ながら、日本の腎不全患者さんは、制度上緩和ケアの恩恵を受けることが困難な状況に置かれている。

患者さんの治療方針は、共同意思決定（shared decision making）によって行われるべきであり、そのためには「すべての選択可能な治療法が提示され」「患者が最終的に自発的な選択を行う」ことが必要である。本書では、日本において、腹膜透析の選択肢が腎不全に対する治療法として患者さんに提示されにくい問題も指摘している。これには各国の広さや人口密度、医療保険制度、文化など様々な要素が影響するため、原因を絞ることは困難であるが、医療従事者は患者さんが共同意思決定を行うための十分な情報提供をすることが必要である。

移植については、供給される臓器の不足が世界的に問題になっている。国際移植学会と国際腎臓学会が中心となって策定したイスタンブール宣言では、臓器売買と渡航移植の禁止がうたわれている。最近の科学の進歩で異種移植（ヒト以外の動物の臓器を用いる方法）と再生医療（ヒトの細胞から臓器を再生する方法）に期待が集まっているが、実現にはまだ時間がかかるであろう。

序章に記載されているように、本書は透析患者の終末期における未解決の問題点を指摘し、今後のあるべき医療のかたちを展望したものである。日本においても徐々に進歩があり、日本腎臓学会理事長（当時）の柏原直樹が中心となり、日本医療研究開発機構長寿科学研究開発事業で、保存的腎臓療法に関する研究報告を2022年に公表した。また、厚生労働省も診療報酬として腎代替療法指導管理料を新設するなどして、患者さんが腎不全の治療方針を共同意思決定によって決めることが出来るような制度を支援している。医の倫理に関する規定であるジュネーブ宣言は、1948年に世界医師会総会で規定され、最新の2017年版では、

THE HEALTH AND WELL-BEING OF MY PATIENT will be my first consideration;
I WILL RESPECT the autonomy and dignity of my patient;

と記載され、患者さんのウェルビーイングが第一優先であること、そして患者さんの自己決定と尊厳が重要であることが強調されている。すべての患者さんが、最期まで本人の意向に合った尊厳のある生き方を送れるようにするのが医療の役割であり、国にはそれを制度的に可能にするような支援を望みたい。本書の問題提起には堀川惠子氏の強い想いが込められており、我々は皆その想いを真剣に受け止める必要がある。そのことが、国民の健康福祉の向上に繋がることを確信している。

【著者略歴】
堀川惠子（ほりかわ　けいこ）
1969年広島県生まれ。ノンフィクション作家。広島大学特別招聘教授。『チンチン電車と女学生』（小笠原信之氏と共著）を皮切りに、ノンフィクション作品を次々と発表。『死刑の基準――「永山裁判」が遺したもの』で第32回講談社ノンフィクション賞、『裁かれた命――死刑囚から届いた手紙』で第10回新潮ドキュメント賞、『永山則夫――封印された鑑定記録』で第4回いける本大賞、『教誨師』で第1回城山三郎賞、『原爆供養塔――忘れられた遺骨の70年』で第47回大宅壮一ノンフィクション賞、『戦禍に生きた演劇人たち――演出家・八田元夫と「桜隊」の悲劇』で第23回AICT演劇評論賞、『狼の義――新　犬養木堂伝』（林新氏と共著）で第23回司馬遼太郎賞、『暁の宇品――陸軍船舶司令官たちのヒロシマ』で第48回大佛次郎賞を受賞。

透析《とうせき》を止《と》めた日《ひ》

二〇二四年一一月二〇日　第一刷発行
二〇二五年　五　月一六日　第八刷発行

著　者　堀《ほり》川《かわ》惠《けい》子《こ》
発行者　篠木和久
発行所　株式会社　講談社
東京都文京区音羽二丁目一二―二一　〒一一二―八〇〇一
電話　［編集］〇三―五三九五―三五二一
［販売］〇三―五三九五―五八一七
［業務］〇三―五三九五―三六一五
印刷所　株式会社ＫＰＳプロダクツ
製本所　大口製本印刷株式会社

ISBN978-4-06-534279-4